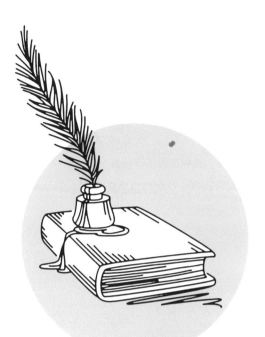

# 生物医学英文论文写作与投稿指导

孙宇　刘谦　陈璐◎主编

熊婉　孙怀强　阮继　尤嘉琼◎副主编

U0284001

清华大学出版社

北京

本书封面贴有清华大学出版社防伪标签，无标签者不得销售。

版权所有，侵权必究。举报：010-62782989，beiqinquan@tup.tsinghua.edu.cn。

**图书在版编目（CIP）数据**

生物医学英文论文写作与投稿指导 / 孙宇，刘谦，
陈璐主编；熊婉等副主编 . -- 北京：清华大学出版社，
2024. 8. -- ISBN 978-7-302-67055-1

Ⅰ . R318

中国国家版本馆 CIP 数据核字第 2024Z7V923 号

责任编辑：辛瑞瑞
封面设计：李召霞
责任校对：李建庄
责任印制：宋　林

出版发行：清华大学出版社
　　　　　网　　　址：https://www.tup.com.cn，https://www.wqxuetang.com
　　　　　地　　　址：北京清华大学学研大厦 A 座　　邮　　编：100084
　　　　　社 总 机：010-83470000　　　　　　　　邮　　购：010-62786544
　　　　　投稿与读者服务：010-62776969，c-service@tup.tsinghua.edu.cn
　　　　　质量反馈：010-62772015，zhiliang@tup.tsinghua.edu.cn
印 装 者：北京联兴盛业印刷股份有限公司
经　　销：全国新华书店
开　　本：165mm×235mm　　　印　张：15.25　　字　数：212 千字
版　　次：2024 年 8 月第 1 版　　　　　　印　次：2024 年 8 月第 1 次印刷
定　　价：122.00 元

产品编号：107673-01

# 编委会

主　编　孙　宇　刘　谦　陈　璐

副主编　熊　婉　孙怀强　阮　继　尤嘉琮

编　委　（按姓氏拼音排序）

陈　槐　中国科学院成都生物研究所生物多
　　　　样性与生态系统服务领域

陈　璐　四川大学华西医院期刊社

范晨芳　*Military Medical Research* 编辑部

郭志云　西南交通大学生命科学与工程学院

黄　娟　中国科学院上海药物性研究所《中
　　　　国药理学报》编辑部

吉　毅　四川大学华西医院小儿外科

李舍予　四川大学华西医院内分泌代谢科

刘　谦　国家癌症中心 / 中国医学科学院肿
　　　　瘤医院区域医疗中心办公室

刘　玮　中山大学肿瘤防治中心 *Cancer Com-*
　　　　*munications* 编辑部

阮　继　中山大学肿瘤防治中心

孙　宇　清华大学出版社

孙怀强　四川大学华西医院临床磁共振研究中心

吴思绺　四川大学华西医院神经内科

熊　婉　四川大学华西医院期刊社

徐　波　中国科学院成都生物研究所生物多样性与生态系统服务领域

杨　靖　兰州大学第二医院萃英生物医学研究中心

尤嘉琮　中国医学科学院肿瘤医院

游　潮　四川大学华西医院神经外科

张丽仪　中山大学肿瘤防治中心 Cancer Communications 编辑部

周　翔　武汉科技大学生命科学与健康学院

# 前　言

　　本书旨在针对现实中英文论文写作、投稿和文章发表的痛点、难点和盲点逐一解析，并在书中各章节穿插介绍期刊出版专业知识，力求从编辑的角度剖析文章发表和出版的整个流程，以帮助生物医学领域论文写作的初学者提高写作水平，了解并掌握必要的论文投稿和发表规则与技巧。

　　本书第一章介绍了生物医学常见文章类型和文章结构要素的撰写要点，讨论了科研和论文写作中涉及的伦理问题和敏感问题，并介绍了AI工具在学术出版中的应用。第二章梳理了文章的出版流程，强调了每个流程的注意事项，并介绍了预印本出版平台，最后讨论了撤稿的原因和造成的影响。第三章结合案例着重解析了论文写作中语言表达原则与技巧，并介绍了图表和投稿过程中的常见错误。第四章从实际投稿和文章发表的案例出发，结合案例作者的经验与心得，探讨生物医学领域中不同文章类型撰写、投稿和发表的要点。

　　本书得到广东省高水平科技期刊建设专项"《Cancer Communications》（癌症通讯）高质量期刊建设"（2021B1212020010）资助。特别感谢游潮教授、吉毅教授、李舍予教授、吴思绲教授、孙怀强教授在百忙之中，不吝文笔写下自己的科研与文章发表心得，为临床医学科研人员在选题、选刊和投稿等方面提供指导；陈槐研究员、郭志云教授、徐波研究员、杨靖研究员和周翔教授，从生物基础科研的角度，为研究人员在构思、审稿、修改，以及文章发表后续宣传等方面总结心得并提出宝贵建议。专家们的实战经验不仅丰富了本书的内容，还大大增加了本书的可读性。本书第一章和第二章由主编陈璐撰写，第三章由副主编熊婉撰写，第四章由副主编孙怀强整理撰写。本书主编孙宇和刘谦在撰写过程中全程指导并监督，副主编阮继和尤嘉琮也在书稿的撰写和修改中提出了宝贵的指导意见。在此向以上提到的机构和个人表示最衷心的感谢！

　　尽管我们在编写过程中力求全面、完善地包含各方面的知识点，但由于作者水平和能力有限，书中不免有疏漏和错误，恳请读者批评指正。我们也希望有缘读到这本书的同仁能从书中获益，在论文写作中能用到相关知识，并且在投稿过程中能参考相关建议。最后，祝读者朋友们文章顺利发表。

编　　者

**2023 年秋**

# 目 录

第一章　英文论文撰写 …………………………………………………… 1

 第一节　常见论文类型 …………………………………………… 1

 第二节　英文论文撰写要点 …………………………………… 20

 第三节　英文论文涉及的伦理问题 ………………………… 51

 第四节　英文论文涉及的敏感问题 ………………………… 58

 第五节　人工智能辅助论文写作 …………………………… 67

 参考文献 ………………………………………………………… 74

第二章　英文期刊投稿 …………………………………………………… 77

 第一节　论文投稿过程 ………………………………………… 77

 第二节　论文返修 ……………………………………………… 93

 第三节　论文拒稿 ……………………………………………… 102

 第四节　论文生产与出版 …………………………………… 107

 第五节　预印本出版 …………………………………………… 112

 第六节　论文推广和引用 …………………………………… 118

 第七节　论文撤稿 ……………………………………………… 125

 参考文献 ………………………………………………………… 140

第三章　英文论文撰写与投稿中常见错误 ………………………… 143

 第一节　常见语言错误 ………………………………………… 143

 第二节　常见图表错误 ………………………………………… 188

 第三节　投审稿流程中常见错误 …………………………… 194

 参考文献 ………………………………………………………… 203

第四章　生物医学英文论文发表案例与心得……………………………… **205**

　　参考文献………………………………………………………… 234

后　记……………………………………………………………… **235**

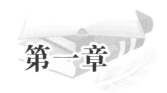

# 第一章

# 英文论文撰写

对于论文中各要素的铺陈，作者应多从读者的角度考虑，不能假设读者已具备该研究的背景知识并能充分理解作者的研究设计和思路；相反，应假设读者不了解该研究，而考虑如何用讲故事的方式让读者明白整篇论文的意图。本章将从文章类型和结构要素剖析生物医学领域常见文章类型在内容上的撰写重点和格式上的要求，并按照在文章中出现的顺序依次介绍论文各要素的写法和注意事项。接下来，讨论论文写作中的伦理问题和敏感问题，以及应对策略。最后，本章将介绍现今流行的 AI 工具在学术出版中的应用场景和规定。

## 第一节　常见论文类型

### 一、原创研究（original research）

原创研究文章是最常见的学术文章出版形式之一。顾名思义，这一类文章是作者对于选定科学问题进行的原创性探究。生物医学类学术期刊的原创研究主要报告基础科研和临床医学方面的最新研究结果，相关内容有望丰富现有知识体系，并为生物科学、临床医学、公共卫生、医疗保健政策、生物医学教育等方面的决策提供参考。原创研究往往要经过同行评议（peer review，又称同行评审）的过程。同行评议是为了确保研究内容的科学性和可重复性，通过提出修改意见使文章质量达到期刊发表的要求（详见第二章）。

原创研究文章通常包括摘要、引言（背景）、材料与方法、结果、讨论、结论、参考文献这几个部分，并配以不超过 8 个图表来展示关键研究结果，字数一般在 2500 ～ 6000 字，参考文献一般不超过 50 条，但实际投稿时不同的期刊有不同的要求。原创研究类文章中，期刊通常要求作者要在正文或补充材料中提供所有的重要数据和信息，以便读者重复相关实验。有的期刊会要求作者把原始数据提交并存放在一个可公开访问的存储库中，并在论文中标明。有印刷版的学术期刊一般会要求作者把一些技术和材料细节、次要信息和结果作为补充材料放在期刊网站上供读者查阅，以控制文章的版面。例如 *Science* 对于原创研究的版面要求是在其纸质印刷版中不超过 5 页，*Nature* 对于原创研究论文要求印刷页面一般不超过 8 页。

医学期刊对于原创研究的定义不同于生物类期刊，细分种类更多，并且对于不同的医学研究，期刊要求遵循特定的报告规范（表 1-1）。医学研究根据不同的标准可以分为以下不同类型：按照研究形式来分，可分为观察性研究（observational study）与实验性研究（experimental study）；按照研究时限，可分为前瞻性研究（prospective study）、回顾性研究（retrospective study）和横断面研究（cross-sectional study）。*The Lancet* 对于原创研究文章的定义包括干预性临床试验（interventional clinical trial）、观察性研究（observational study）、模型研究（modelling study）和荟萃分析（meta-analysis），而 *Journal of The American Medical Association*（*JAMA*）对于原创调查研究类稿件区分得更加精确和全面，包括临床试验（clinical trial）、荟萃分析（meta-analysis）、干预研究（intervention study）、队列研究（cohort study）、病例对照研究（case-control study）、流行病学评价（epidemiologic assessment）、高响应率调查（survey with high response rate）、成本效果分析（cost-effectiveness analysis）、决策分析（decision analysis）、筛查和诊断试验研究（study of screening and diagnostic test）以及其他观察性研究。对于这类文章，*JAMA* 要求每篇稿件应明确说明目标或假设、设计和方法、干预措施的基本特征、主要结果衡量指标、研究的主要结果；讨论部分需将研究结果与已发表的文献联系起来，并指出研究的局限性；结论及其临床实践或医疗卫生政策的相关影响。

表 1-1 常见医学研究报告规范

| 报告规范 | 全称 | 发表年份 | 适用研究类型 | 官方网站 |
|---|---|---|---|---|
| STROBE | strengthening the reporting of observational studies in epidemiology | 2007 | 观察性研究 | https://www.strobe-statement.org/ |
| CONSORT | consolidated standards of reporting trial | 2010 | 随机对照试验 | http://www.consort-statement.org/ |
| SPIRIT | standard protocol items: recommendations for interventional trial | 2013 | 临床研究方案 | https://www.spirit-statement.org/ |
| CARE | for case report | 2013 | 病例报告 | https://www.care-statement.org/ |
| SRQR | standards for reporting qualitative research | 2014 | 定性研究 | https://www.equator-network.org/reporting-guidelines/srqr/ |
| STARD | standards for reporting of diagnostic accuracy study | 2015 | 诊断性研究 | https://www.stard-statement.org/ |
| RIGHT | reporting items for practice guidelines in healthcare | 2017 | 实践指南 | http://www.right-statement.org/ |
| ARRIVE | animal research: reporting *in vivo* experiment | 2020 | 动物实验 | https://arriveguidelines.org/ |
| PRISMA | preferred reporting items for systematic review and meta-analysis | 2021 | 系统评价和 Meta 分析 | http://www.prisma-statement.org/ |

医学论文作者应积极关注临床研究报告规范的进展，例如提高医学研究质量和透明度协作网（Enhancing the Quality and Transparency of Health Research，EQUATOR），该协作网目前已收录不同研究类型的报告规范近 600 种。

## 二、临床试验（clinical trial）

临床试验是指以人为对象的前瞻性研究，让受试者或受试人群接受一种或多种医疗干预，以评价医疗干预的安全性和有效性。医疗干预包括药物、细胞及其他生物制品、外科治疗、放射治疗、饮食干预、医疗器械、行为疗法、教育计划、质量改进干预、治疗或护理过程的改变、预防保健等。临床试验一般分为四期，受试对象应选择诊断明确、依从性好的病例，并应注意其性别、年龄、病情、病程等。常见的临床试验设计类型包括随机对照试验（randomized controlled trial，RCT）、队列研究、病例对照研究、横断面研究、交叉设计（cross-over design）和病例系列分析（case series）等。RCT 主要是用于临床治疗性或预防性研究，用以探讨某一新药或新治疗措施与传统的、有效的治疗或安慰剂相比较是否可以提高治疗和预防疾病的效果。它是目前公认临床治疗性试验的标准方法。在报告 RCT 时，应遵循 CONSORT 指南规范（CONSORT 2010 说明与详述中文版见附件 1-1）[1]。另外，2013 年发表了 SPIRIT，致力于提高临床试验计划书的报告完整性和透明性，包括一个清单、一个流程图以及解释性文件（见附件 1-2）[2]。

附件 1-1
CONSORT 2010
说明与详述

临床试验注册是指在公开的临床试验注册机构登记能够反映该试验进展的有关临床试验设计、过程和管理的信息，并向公众开放，以实现临床试验设计和实施的透明化。以人体、人群、人体标本为研究对象的研究均应注册，包括经典的新药临床试验，上市后药物评价，公共卫生流行病学调查，以人体标本为研究对象的检验、诊断性试验、行为心理干预试验、护理、外科手术、医疗器械的应用等[3]。原则上，要求临床试验在纳入第一例患者之前就完成注册，称为预注册。试验可以在美国临床试验注册中心或中国临

附件 1-2
SPIRIT 2013 声明

床试验注册中心等 WHO 认可的注册平台注册。一般来说，期刊规定在摘要末尾或是方法部分列出临床试验注册信息（注册机构名称、试验 ID 和 URL）。保证临床试验信息的真实、科学、完整是期刊质量和竞争力的核心，并且国际主流数据库对于临床试验注册以及报告规范的审查越来越严格，因此作者在投稿时一定注意列出注册信息，不然会影响投稿。例如，*JAMA* 规定临床试验必须提供注册信息、试验协议以及 CONSORT 检查表，文章撰写要求遵循 EQUATOR 的报告指南，且图表中必须包括 CONSORT 流程图。文章字数在 3000 字左右，应明确说明目标或假设，设计和方法（包括研究环境和日期、患者或参与者的纳入和排除标准，或数据来源，以及如何选择数据），干预措施的基本特征，主要结果测量，研究的主要结果以及研究的局限性。

## 三、系统评价（systematic review）

系统评价是一种文献综合研究方法，指针对某一具体临床问题（如疾病的病因、诊断、治疗、预后或预防），系统而全面地收集现有的研究报道，采用严格的评价原则和方法，筛选出符合质量标准的文献，进行定性或定量合成（荟萃分析），以明确某个技术范围内不同研究结论之间的关系和准确性。系统评价提供基于证据的评论，涵盖各种潜在的临床和机理主题，旨在将不同的研究结果进行科学地整合，并对所引用证据的质量进行分级，以期得到一个普遍性的结论，为临床实践提供高质量的研究证据，从而指导临床实践。

系统评价文章并不是在所有期刊中都单列出来，有的期刊将定性的系统评价列为综述类文章，而将定量的涉及统计分析的荟萃分析列为研究文章，具体视各期刊的要求。系统评价应遵守 PRISMA 报告指南规范，该指南目前更新的 PRISMA 2020 扩展版包含 7 个领域和 27 个条目（见附件 1-3）[4]。系统评价类文章的篇幅一般在 3000 字左右，结构式摘要，副标题上需要标识"A

附件 1-3
PRISMA 2020
条目清单

Systematic Review"，正文应包括一个对研究 / 证据质量评级的表格和一个遵循 PRISMA 规范的流程图。

## 四、Meta 分析（meta-analysis）

Meta 分析又称为荟萃分析，是对与临床主题有关的文献和数据来源进行系统性、批判性的评估，通过将多个研究的数据进行汇总和整合，提供更大的样本量和更强的统计能力，将衡量同一结果的多项研究量化为一个集合或汇总的估计。Meta 分析和系统评价一样，都是针对现有研究的二次研究。Meta 分析一般采用固定效应模型或随机效应模型进行，其分析的结果多数强调病因、诊断、预后、治疗或预防等。作者首先需要全面、系统地搜索相关文献，并根据预先设定的纳入和排除标准对文献进行筛选，相应的检索和筛选过程应在文章中描述清楚。其次，从每个研究中提取关键数据，说明研究或分析的具体类型、人群、干预、暴露和测试或结果，确保数据提取的准确性和一致性。检索的文献和数据来源尽可能是最新的。再次，选择合适的统计方法和模型，按照标准化的程序，对整合后的数据进行分析。在结果部分作者应充分利用图表清晰地呈现分析结果，包括合并效应量、置信区间、异质性检验等。Meta 分析中比较各种研究的结果通常在森林图（forest plot）中展示。最后，根据分析结果得出结论，并对结果的可靠性、局限性进行讨论。

Meta 分析字数一般在 3000 字左右，摘要是结构式的，并且需要加上副标题"A Meta-analysis"，对于临床试验的 Meta 分析应遵循 PRISMA 报告指南，对于观察性研究的 Meta 分析应遵循 MOOSE 报告规范[5]。有些期刊把 Meta 分析归到原创研究论文中，例如 *Science* 的投稿指南中就明确规定"Formal meta-analysis are considered as original research papers"（正式的荟萃分析是原始的研究论文）。作者在撰写 Meta 分析论文时需要严谨的方法学和统计学基础，以及对相关领域的深入了解。在撰写过程中，要注意透明度、准确性和一致性。

## 五、病例报告（case report）

病例报告又称个案报告，属于医学研究中的描述性研究，通常报告临床上某种罕见病的单个病例或少数病例的病情、诊断及治疗中发生的特殊情况或经验教训等。病例报告的内容包括：①简介（introduction），说明报告该病例的原因，指出病例的独特之处；②病例描述（case description），详细描述所报告病例的病情、诊断治疗过程、特殊情况等，并提出病例特殊情况的可能解释；③讨论（discussion），总结并讨论该病例给作者和读者怎样的启示。在格式上，病例报告要求遵循 EQUATOR 的报告规范，其中 CARE 是临床病例报告的指南规范（图 1-1）（中文版见附件 1-4）[6-7]。需要注意的是，由于所报告的患者可能会因文章所描述的独特医疗细节而被识别，因此期刊要求作者提交发布这些患者信息的知情同意书或作出患者知情同意的声明。

附件 1-4
CARE 报告清单

图 1-1　病理报告的 CARE 检查清单

作为医学知识传播的关键组成部分，病例报告对于发现新的疾病或提供病因线索，探讨疾病治疗的机制或介绍常见疾病的罕见表现等方面有着重要作用，适合学习某个领域经验和技能的医学研究人员写作和阅读，但是病例报告的研究对象具有高度选择性，易发生偏倚，不能用于论证科研假设。尽管病例报告的阅读量较高，但往往很少被引用，这可能会对期刊的影响因子产生负面影响，因此期刊往往会控制病例报告发表的数量和质量。病例报告通常比较简短，不超过 2000 字。例如，*The New England Journal of Medicine*（*NEJM*）要求病例报告应具有首发意义，描述 1 ~ 3 个病例或 1 个具有临床意义的家族，文章不超过 3 个图表，参考文献少于 25 条。*JAMA* 强调期刊很少发表病例报告这类文章，并要求这类文章简短、独特，且是首次报告的临床病例。文章篇幅在 1200 字以内，不超过 3 个图表，15 条以内的参考文献。*British Medical Journal*（*BMJ*）则表明不发表标准形式的病例报告，除非这些病例适合以特定的教学类体裁的文章呈现，包括病例回顾、札记类和图片类文章。

## 六、方法（method）

方法类文章是描述一种新方法或工具的报告。文章应提供新方法或技术的完整而系统的描述，并包括有力的验证数据，以证明其性能、可重复性和适用性。方法类文章一般包含以下内容。①研究设计：描述研究的目的、研究对象、样本选择和数据采集方式等；②数据采集：描述数据的来源、采集过程和工具；③数据分析：描述数据分析的方法和统计工具；④结果解释和优缺点讨论。方法类文章字数要求跟原创性研究接近，3000 ~ 5000 字，一般是 6 ~ 8 个图表，需要经过外部同行评审。

随着基础科研和临床医学中各种新方法不断涌现（如各类组学的测序和分析方法；用于分析、建模和可视化生物数据的计算、统计和机器学习方法；生理和疾病过程的研究方法，包括癌症、肿瘤微环境和病理生理学；神经科学方法，如在不同尺度上研究大脑的方法，包括光学显微镜和磁共振成像，以及研究动物行为的方法等），越来越多的以方法为主要发表类型的期刊诞生。在 Web of Science 中以"method"为关键词检索，共有 147 种期刊收录在核心数据库中，生物医学类包括 *Nature Methods*、*BMC Medical Research Methodology* 等期刊。

还有一种文章类型与方法类文章较为接近，称为实验方案（protocol）。这类文章撰写是要求详细描述实验细节，使读者能在一定条件下重复和应用。相较于方法类文章侧重介绍一种新的研究方法或技术，实验方案侧重于提供详细的实验步骤和操作指南，用于指导实验操作和数据采集，例如 *Nature Protocols* 只发表不包括原始（以前未发表的）研究结果文章类型，包括实验方案、综述、观点和专家共识等，这些文章可能只包含对已发表数据的少量重新分析。另外，实验方案用于报道新技术或新设备的经验时，必须说明该技术或设备在作者所在国家和国际认证程序的情况。在许多期刊中，出于法律原因，这类文章都会附有免责声明。

## 七、注册报告（registered reports）

通常，有些研究由于结果为阴性或者没有结果，往往难以被发表或报道，而具有新颖性、显著性或是阳性的研究结果更容易发表，反映出在研究人员、审稿人或编辑选择论文发表时依赖研究结果的方向和强度产生了偏差，使得出版的过程不是随机事件，这种现象被称为发表偏倚（publication bias）。发表偏倚使得大量的不容易被发表的数据被埋没，造成了学术资源和经济资源的浪费。为了减少发表偏倚，开放科学中心（center for open science，COS）发起和支持了一种全新的文章格式——注册报告。2013 年，Christopher D. Chambers 发表的题为 *Registered Reports: A new publishing initiative at Cortex*（注册报告：Cortex 的一项新出版计划）的文章，详细介绍了这类创新型的论文发表形式[8]。

注册报告允许作者在进行实验和收集数据之前就向期刊提交他们提出的科学问题和实验设计以供同行评议，通过评议的注册报告就可以被"原则上接受"（in-principle acceptance，IPA），期刊就承诺发表论文，而研究结果本身则处于次要地位。这类文章旨在强调研究本身的重要性，鼓励探索性的研究，对学术出版起了重要补充和平衡作用。一些易受主观影响的研究结果或容易产生争议的学术领域（如心理学、认知神经科学、社会科学等）的期刊在较早的时期已经陆续开始提供了注册报告发表类型。COS 官方网站显示，已有 300 多种学术期刊将注册报告纳入其文章发表类型，如 *Nature*、*BMC Medicine*、*BMJ Open* 等，并且期刊数量在不断增加[9]。

注册报告明确为结果中立评估提供了框架，不会基于新颖性或影响力来评估论文，因此在一定程度上消除了发表偏倚，并且减少了由于"完美数据"结果容易被发表导致的研究人员数据造假，重新回归到科研的本质，聚焦研究过程而非结果，提高了研究的可信度。通过注册报告，研究人员可以在进行实验之前获得反馈，作者有机会通过同行评审专家的反馈进而制订最佳的研究方案，更好地实践研究过程，使研究的严谨性和稳定性提高，研究质量得到提升。注册报告享有从最初的提议到完整文章发表的评审过程的连续性，可以让读者既能认识到研究是如何进行的，又能认识到高质量的研究在论文撰写之前如何开始的，提升了研究的可重复性和透明度。对于研究人员来说，可以在自己的工作中借鉴和引用最前沿科学家的完整工作流程，极大促进了学术领域的开放交流。值得注意的是，注册报告并不适合于所有类型的研究，这种投稿类型是为鼓励假说驱动（hypothesis-driven）研究而设计的，不适用于描述性研究和发现性研究。

注册报告的投稿形式、流程与一般的学术论文不同，注册报告的提交和评审过程分为两个不同的阶段（详见第二章）。第一阶段，研究人员在实验开始收集分析数据之前，把研究方案投稿给目标期刊。这个阶段的稿件主要包括提出的研究问题、拟采用的实验方法、数据收集和分析方案等。有些期刊要求作者在投稿信中写明该研究的资金来源并通过伦理道德审查。有的期刊鼓励提交一些前期数据（pilot data）来证明研究方案的可行性或效应量估计，但这部分不是必需的。在通过第一阶段评审后，注册报告被暂定接受发表，作者需要严格遵循注册报告的研究设计开展实验。期刊通常会要求作者在一定时间内完成注册报告中的研究，如果没有在规定时间内提交完整的稿件，可能会导致第一阶段的注册报告被视为撤稿。例如，*BMC Medicine* 要求作者在收到注册报告的IPA 之后 12 个月内完成研究并提交完整的稿件，对于临床试验或其他涉及人类受试者的注册报告研究，可以延长到 18 个月。如果需要更长的时间，则需要作者单独和编辑部沟通，约定时间期限。研究完成后，作者提交最终稿件进行再审核，此时提交的稿件应是完整的，包括第一阶段的背景和方法以及最终的研究结果和讨论。如果作者在研究过程中有新的发现，但在第一阶段投稿中没有提及，这部分新的结果可以作为探索性分析单独列出来并加以适当说明，添加到最终的论文中。

## 八、数据（data）

由于传统期刊的发展局限，很少能容纳大量的实验数据。一些可发表实验理论或观察数据和数据集的期刊应运而生，例如 Nature 出版集团旗下 *Scientific Data*。数据类论文将传统的叙述性内容与结构化的数据集结合起来，为数据共享提供了框架，有助于促进数据共享，加快科学发现的步伐。数据文章撰写需对数据进行全面的分析和解释，因此在篇幅上是没有限制的，但特别要求文章的方法部分，对所使用的软件、代码需准确说明。除了文字描述部分，数据类文章需将研究相关数据存储在公共的数据存储库中，数据集的完整性将被目标期刊和同行评审专家评估，且数据应遵循可发现（findable）、可访问（accessible）、可互操作（interoperable）、可重复利用（reusable）的 FAIR 准则。

华大基因主办的 *GigaByte* 期刊可发表数据驱动研究中所有可重复利用和可共享的研究对象，如数据、软件工具和工作流，而且期刊有自己的数据发布和存储平台 GigaDB。GigaDB 是以 FAIR 的数据原则为基础，支持生命 / 生物医学科学领域科学出版物的数据存储的一个开放、集成和定制的数据存储库，旨在将已发表的文章与数据及其他研究对象相关联，以实现文章与支持性数据集以及云计算资源的交互，将出版方式从静态过程转变为动态交互过程。

## 九、简讯（brief/short communication）

简讯是一类有数据支持和一定价值的简短报告，往往具有及时性和新颖性，能引起该领域读者的普遍兴趣。这类文章适合于研究本身创新性较强的新发现、新技术等，尽管整体内容还属于初步探索阶段，研究结果不足以整理成或来不及完善成原创研究论文，可以尝试这种类型的文章。

简讯字数一般为 800 ~ 1200 字，图表不超过 1 个，参考文献 5 ~ 10条。相较而言，原创研究论文的研究结果是研究人员在某一重要科学问题上所取得的一个实质性进展，是对某一项研究工作全面、周密的介绍，而简讯往往简明扼要，是较短的原始研究工作报告，可以包括原创研究的所有类型，集中反映某一重要发现，其重要性仅次于原始研究论文。有的期刊把这类较短的原始研究论文归为 "letter" 或 "correspondence"（如 *Nature* 系列刊物），但这类短文其并不是真正意义上的通信文章。作者可能最初是按原创研究文章投稿的，但是由于各种原因，比如，期刊版面限制或跟当期其他原创文章相比，重要性和吸引力略低，因此会要求作者缩短为简讯发表。尽管这类文章在 Web of Science 核心数据库中被列为短文，且不会计入期刊影响因子计算的可引用文章（citable item），但是都会经过严格的同行评审才能最终发表。

## 十、综述（review）

综述文章又叫文献综述（literature review）或叙述性综述（narrative review），是作者围绕某一主题收集相关的文献研究，并结合自己的观点进行总结和讨论，旨在让读者了解某一学术领域在过去 3 ~ 5 年最新的研究进展，节省其阅读大量的原创研究的时间和精力。根据文章的篇幅大小，综述文章又被分为综述和短综述。综述文章要求新颖、有见地和权威性，内容方面强调把大量的文献整理成有一定逻辑的知识体系，而不是"流水账式"地罗列文献研究结果，这样的稿件往往在编辑初审的时候就会被否决。需要注意的是，许多期刊只接受来自权威专家的邀约综述稿件，他们往往会在文章中加入自己的研究经验和对某一领域研究方向的展望和讨论，因此，这类文章都会被较多地引用。

综述文章正文主要包括 3 个部分：背景、进展和展望，并辅以图表总结和说明，字数一般为 3000 ~ 8000 字。由于综述文章一般会引用大量参考文献，大多数期刊规定了其数量不要超过 150 条，且以近 3 ~ 5 年的文献报道为主。有的期刊对于综述文章的参考文献有特殊的规定，如 *Science* 明确规定，在参考文献中作者对于自己前期研究成果的引用比例不能超过文献总数的 20%，这样在一定程度上消除了综述文章的观点过于片面的问题。有的期刊对于综述的要求需要尽可能全面总结某一领域迄今为止取得的进展，包括领域内有争议的或尚未解决的问题，因此对于正文字数和参考文献总数并没有具体限制。比如 *Nature Reviews* 系列期刊，综述文章字数往往超过 10000 字，并且规定大约每 1000 字 25 条参考文献。

## 十一、观点（perspective/opinion）

观点类文章是作者从个人的角度探讨基础研究、临床医学、公共卫生、预防、伦理、卫生政策或法律法规等方面的任何重要话题，提出有前瞻性或推测性的想法、概念或理论框架，旨在激发读者的讨论和启发新的研究方法或方向。这类文章不一定要与具体文章相联系，而是对领域中的基础概念或是广为人知的理论进行学术综述，并在此基础上以个人观点对领域内的普遍观念进行探讨，要求有学术性、权威性、独特性和前瞻性。

观点文章在不同的期刊有不同的呈现方式，如看法（opinion）、视角（view/viewpoint）、聚焦（focus）、洞察（insight）、焦点（spotlight）等类似的文章类型。观点文章在不同的期刊要求不同，一般是 1000 ～ 2000 字，1 个图表，10 ～ 15 条参考文献，并由期刊决定是否经过外部同行评审。观点类文章反映的是个人或极小的一个研究团队对该领域的看法，因此对作者数量有限制，一般要求不超过 3 位作者。根据字数和篇幅的不同，在 Web of Science 核心数据库中观点文章可能会被定义为期刊影响因子计算的可引用文章，因此，有些期刊可能会控制观点类文章的发表数量。

## 十二、专家共识（consensus）与指南（guideline）

这两类文章都是基于循证证据的学术论文形式，其中专家共识是由领域内有影响力的专家针对具体问题的解释形成的一致指导意见，而指南是基于高质量的系统评价证据并权衡了不同干预措施的利弊，形成的最佳推荐意见，通常是由官方机构或学术组织制定和发布的，但是这两种论文类型在临床应用中都不具有法律效力。这两类文章涵盖面广，包括但不限于筛选、评价、疗效评估、管理、康复、风险评估、技术评估，与特定疾病或病症有关的治疗。专家共识在撰写中没有固定的格式，但是指南需要遵循一定的规范与格式。2017 年，中国学者牵头 WHO 等多个国际组织和国家联合制定了 RIGHT（reporting items for practice guidelines in healthcare）报告规范，以提升卫生系统、公共卫生和临床医学指南的报告质量[10]。该标准包括一份报告清单和一份解释说明性文件。以清华大学医学出版社的 *Cancer Innovation* 为例，期刊对于这类文章要求字数不超过 10000 字，非结构式摘要且不超过 350 字，3 ～ 10 个关键词，图 / 表不超过 1 个。

## 十三、通信（correspondence/letter）

通信的全称叫"致编辑的信"（letter to the editor），因此在有的期刊中简称"letter"，这个是真正的信件格式文章，应与本章前文提到的研究性质的"letter"做好区分。信件要以"Dear Editor"开头，通常是对之前发表于目标期刊上的文章内容或对目标期刊读者群普遍感兴趣的学术话题与热点问题的简短评论。有的期刊明确规定仅接受对自己期刊上发表文章的讨论，如 *JAMA*、*BMJ*、*Nature* 等。

通信篇幅较短，一般为 500 ~ 1200 字，不超过 5 条参考文献，部分期刊对此类文章的作者个数有限制。几乎所有期刊都有这个栏目，目的是让读者发表自己的看法，提出支持或反对现有观点的证据，但是通信文章不得与已发表或提交的其他文章重复，也不得包括未发表的数据。通信稿件一般不经过外部同行评审，只在很少的情况下进行评审。这类文章的撰写没有固定的格式，但是应该清楚地陈述自己的观点，语言客观，避免情感暗示，最好有一些精选的参考文献作为支持。多数情况下，期刊编辑会把这种读者抒发观点的通信发给原作者，征求其意见，然后这些观点可能会和原作者的回信（letter in reply）一起发表。原作者的回复一般不超过 500 字，少于 6 条参考文献。如果一篇论文极具争议性，可能会等几封类似的通信，将整个讨论打包出版。当一篇文章引发争论时，从期刊的角度上看都是积极的，因为这证明了其发表论文有足够的学术话题性，可以潜在地提高期刊的学术影响力。

## 十四、述评（commentary）

述评一般是针对某研究热点或最近发表的某篇论文进行的评论，这类短文用于吸引读者对之前发表的文章、书籍或报告的注意或提出评判，阐述议题的意义，解释为什么需引起相关领域研究人员的关注，以及对读者有什么启发。与通信文章不同的是，述评除了可以点评在目标期刊上发表的文章，还可以点评其他期刊发表的文章。

述评是期刊委托撰写的，很少接受自由投稿，除非编辑认为有重要的意义和时效性。一般是期刊邀请相关领域专家进行评论，通过专家权威的概述和有说服力的证据，将原创的观点呈现给最广泛的读者，而被评论的文章或热点问题往往具有重大临床或科研意义。述评文章一般要求在 1200 字以内，不超过 1 个图表和 10 条参考文献，这类文章通常不需要经过外部同行评审。

## 十五、图像（image）

此类文章通常在医学类期刊出现较多，如 *NEJM*。此类文章的要求图像要反映出科研或临床实践中先进的成像技术或典型的发现。图像应具有原创性、趣味性、视觉吸引力、教育性和示范性。图像类文章通常要求提供一段描述性图注，字数通常在 200 字以内，简要描述相关临床信息，包括患者病史的重要特征（年龄和性别）、就诊地点、相关的物理和实验室检查结果、临床病程、治疗反应和随访情况等。图像文章应充分表示对患者的尊重，删除可用于识别患者的所有信息，包括姓名、医疗记录号、医院名称等。如果无法删除所有可能的识别信息，患者必须签署相关的知情同意书。图像的分辨率通常要求不低于 600 dpi。作者在提交图像类文章时应仔细参阅目标期刊的投稿指南。以清华大学出版社 *iRadiology* 为例，期刊对于这类文章要求图像是最先进的，其结果是具有说服力的。图片视觉上需要有吸引力和示范性，且必须以单独的 .tif、.eps、.ai 或 .psd 文件提交，不低于 600 dpi。标题不超过 8 个字，图注不超过 150 字，图中的所有标记都应在图注中进行描述和解释（图 1-2）。

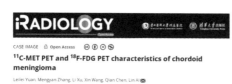

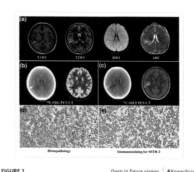

**图 1-2  *iRadiology* 图像文章示例**

## 十六、视频（video）

随着科学传播与共享的方式多样化，越来越多的期刊把视频类文章纳入发表范围，甚至还有专门发表视频的期刊，如 2023 年创刊的 *Coshare Science*。视频类文章利用动画或视觉表现的力量来阐明复杂的概念和程序。视频文章根据类型和目的，在时长上有所区别，例如研究类文章通常是 60 min 以内，而评论类文章通常是 30 min 以内。视频分辨率为 480 ～ 1080 P，文件格式包括 .mp4、.avi、.mov、.mpg 和 .mkv。视频类文章通常要求作者提供补充文本，内容包括标题、作者和单位、关键词、摘要、致谢、参考文献以及作者认为有价值但不适合包含在视频本身的其他补充信息。目标期刊通常会保留编辑或删节作者提交的视频的权利。

## 十七、修订（correction）

修订或更正是指对已发表的论文中的错误或疏漏进行修改后而发表的一篇简短说明，期刊还会在原始论文上进行标注或期刊主页上公开说明。文章发表后的修订或更正一般分为勘误（erratum/corrigendum）、补遗（addendum）和撤稿（retraction）。无论哪一种修订说明都会被赋予单独的数字对象唯一标识符（digital object identifier，DOI），同原始的论文区分开来，供读者引用。DOI 号是国际数字对象识别号基金会（International DOI Foundation）发布的一套识别数字资源的机制，是数字对象包括电子文献、视频、报告或书籍等唯一的标识符。DOI 号由前缀和后缀两部分组成，之间用"/"分开，前缀由国际数字对象识别号基金会确定，后缀部分由资源发布者自行指定，用于区分一个单独的数字资料，对于学术论文来说，后缀由目标期刊指定且具有唯一性。

英文论文的勘误分成两种：一种是由作者的疏忽而导致的错误（corrigendum），这类问题可能会影响到文章研究结果的可靠性或者该文作者的学术名誉；另一种是因为期刊在出版环节引入的错误

（erratum），通常可能是在稿件排版中出现代码转换差错，如拼写、标点、图像数据处理等问题，这类问题也会在一定程度上影响文章的质量。因此清样校对环节是非常重要的，应尽量避免引入新的错误（详见第二章）。补遗是指由原作者撰写的，关于以前发表在期刊上的文章的补充信息，例如之前未公开的一些数据等。补遗的目的是让原始的研究文章的信息更完整，以提高文章的准确性和质量。

撤稿是文章发表后修订情况最为严重的一种，是指撤回已经发表的研究论文，通常是因为在文章发表后发现了严重的错误、数据造假或者其他违反出版伦理的行为（详见第二章）。需要注意的是，撤稿声明（retraction note）和已撤回的文章（retracted publication）是不同的，后者是指被撤回的文章本身，期刊一般会在文章上标注："This publication has been retracted."或在标题前面加上"Retracted"字样，并在期刊网页上公开说明；而撤稿声明是一篇说明性的短文，会简要说明某篇稿件的撤稿原因，以及作者是否同意撤稿等信息。有些期刊把撤稿声明放在修订类文章类型中，例如 Nature 系列期刊，还有的期刊是给撤稿声明单独列一个文章分类。因此，在文章发表之前尽量修改稿件中的疏漏，避免文章正式出版之后的修改，这不仅对作者和期刊的声誉造成负面影响，那些造假文章和问题文章，还可能因为错误的结果应用到实际中导致巨大的损失。

## 十八、其他文章类型

社论（editorial）是期刊自己在某一学术领域的声音，以增加读者对这一领域的认知。这类文章通常由期刊主编、编委或编辑撰写，无须经过外部同行评审。社论通常很短，一般为 600 ~ 1000 字，无须摘要和图表，署名作者一般不超过 2 位。

书评（book review）是对最近出版的一部学术书籍或某一主题的出版物提供的见解和评论。书评一般较短，800 ~ 1000 字，主要内容是向目标期刊说明为什么认为该刊的读者会对该作品感兴趣。书评一般是邀请领域内知名专家学者来撰写，不接受或很少接收作者主动提供稿件，若是主动提交书评需向目标期刊说明为什么有能力撰写该评论。大多数学术期刊都有书评，但是也有期刊明确表示不再刊发书评类文章，比如 *NEJM*。

预览（preview），有的期刊也叫亮点（highlight），这类文章主要是简要剖析发表在目标期刊同一期的或其他期刊最近一期上的一篇或几篇研究论文，旨在为目标期刊的读者提供某项研究的背景和重要意义。这类文章是委托领域内专家撰写或由期刊编辑撰写的。文章在 1000 字左右，不超过 10 条参考文献。

新闻（news）是由期刊编辑撰写或委托专家撰写的。这类型文章的目的旨在向非专业的读者介绍学科领域的最新进展。新闻报道通常不经过外部的同行评审。

诗歌（poetry）是作者表现科研或医疗经验有关的原创感想，可以从科研人员、医护人员或患者的角度，还可以从一个旁观者的角度来描述。综合类期刊通常可能有这种栏目，对于诗歌的撰写要求也是不尽相同。例如，*JAMA* 规定每首诗歌不超过 44 行和 1 位作者，诗歌必须是原创的，并且没有在其他地方发表过，且每首诗歌都要单独提交，不能多首同时提交。除了诗歌，有些期刊还开辟了其他人文、艺术与学科研究相关的栏目，并接收各种文学（传记、回忆录、小说和历史）、音乐、摄影、图形艺术（包括漫画）等文章，目的是强调艺术与科学和实践的相关性。

有些期刊还要发表关于政策、法规、人权或伦理类的文章或报告，字数在 2000 ~ 2500 字，例如 *NEJM*，一方面是增加期刊内容的多样性和可读性，另一方面是为了吸引范围更广的读者群。还有些期刊为了吸引读者和建立品牌，开辟了一些特色的栏目，如 *Nature* 中有个栏目叫"Futures"（未来），这是一个科幻类栏目，接收兼具虚构和科学性的故事；*BMJ* 中有个栏目叫"Student"（学生），这类文章主要讨论与医学生生活、职业规划和教育有关的问题。

综上，每个期刊对于不同类型的文章都会有自己的特有样式（house style），例如，*BMJ* 要求用清晰、直接、积极的语言来撰写论文，对于母语非英语的国家，写作用语一般以 *Chambers 21ˢᵗ Century Dictionary*（《钱伯斯 21 世纪词典》）为准，而医学词汇一般遵循 *Dorland's Medical Dictionary*（《道兰氏医学词典》）的用法。尽管不同的期刊对于某种文章类型要求在细节上会有区别，但是"万变不离其宗"，某种特定文章类型的主体结构区别不大（表 1-2），因此作者在撰写文章时可以参考领域内权威期刊或准备投稿的目标期刊对于相关文章类型的要求进行整体布局。

## 十九、总结

本节对生物医学期刊常见文章类型进行了介绍和梳理，并举例列举了不同期刊对于不同文章类型的具体要求，但由于篇幅限制，并没有涵盖所有的文章类型，读者可以在具体撰写文章时，查阅并参考期刊的文章类型设置和相关要求。投稿时，先确定自己的文章归属于目标期刊的哪种文章类型（注意不同期刊文章类型名称可能不同），再根据目标期刊对于不同文章类型的要求进行细节修改。

# 第二节 英文论文撰写要点

## 一、标题（title）

标题是论文给读者的第一印象，读者认为标题感兴趣才会继续阅读摘要或者结果部分。因此，对于标题的要求，首先是需要尽量简短，一般不超过 20 个字，做到简洁、客观、准确地表达论文的核心内容，清晰地反映出研究特色，突出重点，给读者提供"关于什么"和"做了什么"的简要信息（如果作者觉得重要，也可以提供"怎么做"的信息），尽量避免语法错误和标点符号的误用。英文论文题目一般以名词性短语

表 1-2　生物医学领域常见文章类型及要求 *

| 文章类型 | 说明 | 字数 | 摘要 | 关键词 | 图表 | 参考文献 | 其他 |
| --- | --- | --- | --- | --- | --- | --- | --- |
| 原创研究 | 对于选定科学问题进行的原创性探究，主要报告基础科研和临床医学方面的最新研究结果 | 2500～6000字 | 需要（结构式或一段式） | 需要3～8个 | ≤8个 | ≤50条 | 有些期刊把临床试验和Meta分析列为原创研究文章 |
| 方法 | 描述一种新方法或工具的报告 | 3000～5000字 | 需要（结构式或一段式） | 需要3～8个 | 6～8个 | 未明确要求 | |
| 简讯 | 有数据支持和一定价值的简短报告，具有及时性和新颖性，能引起该领域读者的普遍兴趣 | 800～1200字 | 不需要 | 不需要 | ≤1个 | ≤10条 | 有的期刊把这类研究短论文归为"letter" |
| 综述 | 围绕某一主题收集相关的文献，并结合自己的观点进行总结和讨论 | 3000～8000字 | 需要（一段式） | 需要3～8个 | ≤8个 | ≤150条 | 有些期刊把系统评价列入综述类文章 |
| 观点 | 从个人的角度探讨基础研究、临床医学、公共卫生、预防、伦理、卫生政策或法律法规等方面的重要话题，提出自己的想法、概念或理论框架 | 1000～2000字 | 不需要 | 不需要 | ≤1个 | ≤15条 | 在不同的期刊有不同的名称，如opinion、view、focus、insight或spotlight等类似的文章类型 |

续表

| 文章类型 | 说明 | 字数 | 摘要 | 关键词 | 图表 | 参考文献 | 其他 |
|---|---|---|---|---|---|---|---|
| 通信 | 读者发表自己的看法，提出支持或反对现有观点的证据 | 500~1200字 | 不需要 | 不需要 | ≤1个 | 5~10条 | 不得包括未发表的数据，且部分期刊对该文章类型的作者数量有限制 |
| 述评 | 针对某研究热点或最近发表的某篇论文进行的评论 | ≤1200字 | 不需要 | 不需要 | ≤1个 | ≤10条 | |
| 图像 | 反映出科研或临床实践中先进的成像技术或典型的发现 | 描述性图注（≤200字） | 不需要 | 不需要 | 1~2个，分辨率不低于600 dpi | 一般没有 | 医学图像必须删除用于识别患者的所有信息；如果无法删除所有可识别信息，患者必须签署相关授权协议 |
| 社论 | 期刊自身在某一学术领域的声音 | 600~1000字 | 不需要 | 不需要 | 不需要 | ≤10条 | 通常由期刊主编、编委或编辑撰写 |

* 仅适用于大多数期刊，具体需参考目标期刊的投稿要求。

构成，如果出现动词，多采用分词或者动名词的形式，如果必须使用动词，通常采用一般现在时。在标题中使用缩略语要慎重，避免使用化学式、上下角标、特殊符号、公式等。对于刚开始学习学术论文写作的研究人员，建议多参考目标期刊或者同领域期刊类似研究的论文标题构成，模仿学习拟标题的逻辑。有些期刊为了直观地显示特定的文章类型，还要求作者提供副标题（subtitle）。例如 *JAMA*，要求作者在投稿系统评价或者 Meta 分析时，分别要加上副标题 "A Systematic Review" 和 "A Meta-analysis"。

多数期刊会要求作者提供一个短标题（running title，又称 running head 或者 short title），是在文章原有题目上进一步精炼的小标题，通常限制在 50 字符以内，文章出版时放在每一页的页眉或页脚，目的是让读者迅速获取文章主要信息。相较于标题本身来说，拟短标题更具难度，因为需要在极其有限的字数内，直观地表达一个完整通顺的意思，并且要引起读者阅读全文的兴趣。通常如果文章标题本身就很短，可以直接用文章标题作为短标题；如果文章标题较长，就需要进一步精炼，去掉冠词、形容词等，也可以使用缩写。

另外，正文中每个部分可能还涉及章节小标题。这些小标题要能概括其引出部分的内容，并突出亮点和重点。有的作者在写较长的综述文章时，章节规划往往容易出现问题，标题不清晰，导致内容混淆，读者思路不连贯。

## 二、摘要（abstract）

摘要是论文的重要组成部分，通常在稿件初审的时候，基于摘要的第一印象直接影响稿件的最终命运。摘要通常要求在 250 字以内，而结构式摘要字数会多一些（约 350 字），例如 *JAMA* 对于不同的论文类型其结构式摘要要求描述的内容有所区别，但大致上都包括研究目的、方法、结果和结论。

摘要撰写就像用简短的话来讲一个有趣的故事，让读者相信你的研究很重要。摘要中需要包括以下 3 部分内容：①背景和目的。论文研究的问题是什么，为什么它对读者很重要？②方法和结果。论文中做了什么实验，发现了什么重要结果？③结论和讨论。研究结果对研究问题有什么贡献和意义？

摘要撰写时要注意确保摘要部分的"独立性"，应该尽量简洁明了地陈述论文的主要论点和重要细节（重要的论证或数据），并适当强调研究中的创新点和重要之处，尽量避免引用文献、图表和缩写，避免使用化学结构式、数学表达式、角标和希腊文等特殊符号。需要注意的是，原创研究的摘要要有方法描述和数据结果，尽量使用简短的句子描述问题和结果，不要写得冗长难懂。

还有一种摘要类型叫作图文摘要（graphical abstract），由展现论文核心内容的图片和简短的说明性文字组成，旨在把复杂抽象的研究内容和结果可视化，用直观、清晰的画面呈现出来。图片可以来自论文中最能表现研究工作亮点的图，也可以单独绘制一幅图来捕捉论文的关键信息。配图文字一般要求 50 个单词左右，是在摘要的基础上进行的进一步缩减，对研究结果重点和创新点的高度凝练，因此不必复制文字摘要中的所有信息，也不一定要对论文的所有结果进行全面描述。虽然不是所有期刊都要求提供图文摘要，但建议作者尽量准备，这样可以让编辑和审稿人留下印象，也可能帮助论文发表后间接增加被阅读和引用的机会（详见第二章）。作为文章的一部分，在网页上图文摘要会跟文字摘要同时出现在文章页面，而在文章 PDF 版本上图文摘要一般出现在标题页之后，以单独一页呈现出来。目前，有很多在线的工具（如 Tidbit）可以根据文章内容和作者需求生成图文摘要。此外，摘要也可以采用视频或音频的形式，目的是传达论文的关键信息和重要发现。在文章页面上，摘要内容通常按以下顺序排列显示：文字、图形、视频、音频。

## 三、关键词（key words）

关键词一般要求 3 ~ 8 个，但并不是所有期刊都要求，也不是所有文章类型都要求，通常是原创研究和综述需要关键词。作为学术论文的关键词必须是单词或者术语，能清晰地表征和提示论文的主题，尽量避免使用词组或者短语，或者将一些缺乏专指性的词作为关键词，如研究（research）、问题（question）或者分析（analysis）等缺乏实质意义的词语。

一般而言，关键词来源于论文标题、正文节标题或者在正文中高频出现的能反映文章研究主题的词。关键词最初是为了满足文献检索需求而提出的，因此关键词的首要作用是便于检索。首先，通常学术期刊会被数据库收录，而数据库中提供的快速检索文献途径中的关键词索引就是从论文中的关键词提取的，因此，关键词应该直观地表达论文的主题，以便于查阅、检索。其次，除了文献检索之外，关键词还延伸到评价学术期刊，评价作者及其研究结构的作用，关键词是否利于检索，会直接影响期刊、作者和机构的学术影响力。因此，在拟定关键词的时候，对每一个关键词都应该仔细斟酌，尽量让每一个关键词都能表征研究内容的某个特征或者能代表研究内容的一个重要方面。最后，关键词可以给读者最快速和直观的提示，方便读者清晰理解论文的主题，使作者在没有看到摘要和正文之前，能够通过文章的关键词大概了解论文的内容，从而判断是否感兴趣以及是否需要花费时间和精力来阅读正文。

## 四、亮点（highlights）

文章亮点是以分点罗列的形式，精练文章的重要结果和创新点，通常包括极具代表性的 3 ~ 5 个亮点，以便于读者快速了解文章的价值，同时对于提高论文引用也有重要的意义。亮点顾名思义，需要列出的信息足够醒目和吸引，才能让读者有阅读全文的兴趣。亮点的撰写以短句或片语为主，高度概括文章的重要发现和意义。与摘要不同的是，亮点展示的是研究的主要结果和结论，不涉及方法和背景的描述。

## 五、导语（teaser text）

导语又叫预告短文，是用一段非技术性的大众化简短文字，概括文章的新颖性和重要性，目的是激发读者对文章的兴趣，吸引读者阅读全文。导语介绍应使用第三人称，而不是第一人称，即"We"或"I"。

导语一般显示在期刊整期的目录页（table of contents）和搜索结果里文章标题的下方（图1-3）。导语和特色图片（featured image）一起组成一篇文章的缩略预览，有以下3种实现方式。

（1）如果文章有图文摘要，则图文摘要可作为特色图片，自动出现在目录页。这种情况下，作者或者编辑可以提供导语，如果没有导语，系统会自动从摘要摘取一两句话作为导语，显示在目录页。

（2）如果文章没有图文摘要，则需从文章里挑选一张作为特色图片，同时，作者或者编辑可以提供导语，或系统会自动从摘要中提取导语。

（3）文章没有采用图文摘要，也不在目录页添加特色图片，而只想在目录页添加导语也是可以的。

**REVIEW**

Circulating metabolic signatures of heart failure in precision cardiology ∂
Huijing Xie and others

*Precision Clinical Medicine*, Volume 6, Issue 1, March 2023, pbad005, https://doi.org/10.1093/pcmedi/pbad005

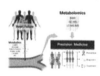 This review summarizes the modern analytical techniques in metabolomics as well as emerging circulating metabolites during the pathogenesis of heart failure, to provide new insights into the prevention, diagnosis and treatment of the disease in the era of precision medicine.

Abstract ▼　　View article

图1-3　导语示例（图片摘自 *Precision Clinical Medicine* 官网）

如果文章没有导语和特色图片，目录页可能会显示文章的摘录或仅显示文章的标题、作者、出版期数等基本信息。

导语只是一个在线元素，不会包含在文章内容中，作者不需要在投稿阶段提供。在文章被接收后，编辑可以要求作者提供，并将导语与稿件一起送生产排版，当文章上线时，即可利用导语进行宣传推广。目前，越来越多的学术期刊开始要求作者撰写导语，以方便对文章的宣传推广。不同的期刊或出版商对于导语的要求不尽相同。例如，*Science* 要求作者将导语以一句话摘要的形式呈现，作为补充内容，为非专业读者提供文章的概要。

## 六、作者与单位（author and affiliation）

作者身份（authorship）是一种荣誉，具有重要的学术、社会和经济意义。作者身份还意味着对已发表作品的承担责任（甚至可能是问责）。文章作者的署名原则是对原稿内容做出重大、积极和智力贡献的人。

为了克服屡见不鲜的作者署名争议，国际医学期刊编辑委员会（International Committee of Medical Journal Editors，ICMJE）　制定了《学术研究实施与报告和医学期刊编辑与发表的推荐规范》（*Recommendations for the Conduct, Reporting, Editing, and Publication of Scholarly Work in Medical Journals*，也称"ICMJE 推荐规范"）来指导论文作者署名，区分文章的作者和其他贡献者，该规范目前已更新至2023 年 5 月版本（见附件 1-5）[11]。ICMJE 建议作者身份应同时满足以下 4 个标准：①对研究的构思或设计有重要贡献，或者为研究获取、分析或解释数据；②起草研究论文或者对重要的知识内容进行批判性审阅；③对将要发表的版本进行最终审定；④同意对研究工作全面负责，确保与研究工作任何部分的准确性或完整性有关的质疑得到适当的调查和解决。

附件 1-5
ICMJE 推荐规范

所有被指定为作者的人都应该符合作者身份的所有 4 条标准，所有符合这 4 条标准的人都应该被认定为作者。

严格来说，第一作者应该是完成文章大部分实际工作的人，而通讯作者是在稿件提交、同行评议和发表过程中与期刊沟通的主要责任人。通讯作者应在投稿和同行评议的整个过程中及时回应编辑的质疑，并在论文发表后"随时待命"，回应对论文的批评，并在论文发表后出现问题时，配合期刊对数据或其他信息所提出的调查等要求。尽管提供资金、提供实验设备或材料、贡献案例、普通管理监督和语言润色等都很重要，但很少被认为是智力上的贡献，而这类对稿件作出贡献但不符合作者标准的人都应在致谢中列出而不是在作者名单中。一篇文章的作者团队和作者署名顺序应由所有作者在研究一开始就共同决定，并随着研究的调整或修改应及时与作者团队沟通，以免在论文发表后产生著作权纠纷。多数作者署名纠纷都是因为在团队中期望错位和团队沟通不畅造成的。因此，在论文发表之前，期刊都会让作者签署声明，确保所有列出的作者都符合作者资格标准，并且没有遗漏其他符合标准的作者。2012年，美国国家信息标准协会（National Information Standards Organization，NISO）启动制定了用于评价研究者贡献的标准体系——贡献者角色分类法（Contributor Role Taxonomy，CRediT），为解决署名诚信提供了有效路径[12]。CRediT将研究者从科研项目研究、论文撰写到论文出版各阶段的贡献分成了14个类别，具体描述了每个角色类别对学术产出的贡献。CRediT已在国际期刊中广泛应用，有的期刊将这些类别嵌入其投稿系统，在作者投稿时供其勾选（表1-3）[13]。

　　作者在论文署名中有时会发生同名同姓的情况，尤其是中文名字或缩写重复率较高，容易产生混淆。越来越多的期刊鼓励作者注册并使用开放研究者与贡献者身份识别码（Open Researcher and Contributor ID，ORCID），用于解决科研人员与其研究成果难以精准匹配的问题[14]。ORCID是科研人员永久的唯一身份标识码，允许研究人员与他们所有的研究活动相关联，包括出版物、隶属机构以及项目支持等，进而在论文出版、基金申请、论文存储和同行评议等环节对研究者身份进行区分识别，有助于学术出版商或数据库等进行规范化和数字化管理[15]。作者可以访问其官方网站，免费注册并创建自己的ORCID号，或在投稿

表 1-3　贡献者角色分类 *

| 贡献者角色 | 定义描述 |
| --- | --- |
| 构思（conceptualization） | 提出想法，策划总体研究目标 |
| 数据策展（data curation） | 注释（产生元数据）、清理数据和维护研究数据（包括解释数据本身所必需的软件代码）以供初次使用和后续重复使用的管理活动 |
| 形式化分析（formal analysis） | 应用统计、数学、计算科学或其他形式化技术来分析或综合研究数据 |
| 资 金 获 取（funding acquisition） | 获得资金支持项目研究并形成论文发表 |
| 调查研究（investigation） | 执行研究和调查的过程，具体是进行实验或数据/证据收集 |
| 方法设计（methodology） | 开发或设计研究方法，创建模型 |
| 项目管理（project administration） | 管理和协调研究的规划和执行 |
| 提供资源（resources） | 提供研究资料、试剂、材料、病例、实验样本、动物、仪器、计算资源或其他分析工具 |
| 软件处理（software） | 开发编程、软件，设计计算机程序，编写计算机代码和算法，测试已有代码组件 |
| 监督指导（supervision） | 监督和领导研究的规划和执行，包括来自核心团队以外的指导 |
| 结果验证（validation） | 验证结果、实验以及其他研究结论的可重复性和再现性，无论是作为研究的一部分还是单独进行 |
| 可视化呈现（visualization） | 准备、创作和（或）呈现待发表的工作，具体是可视化或数据展示 |
| 论文写作——初稿撰写（writing-original draft） | 准备、创作和（或）呈现待发表的工作，具体是撰写初稿（包括翻译） |
| 论文写作——审阅与修订（writing-review & editing） | 由原创研究小组的人员准备、创作和（或）呈现待发表的工作，具体是批判性审阅、评论或修订，包括出版前或出版后的阶段 |

\* 译自 CRediT 贡献者角色标准。

时通过期刊投审稿系统嵌入的 ORCID 注册服务来创建。

极少的情况下有作者会要求匿名发表学术论文。匿名文章在论文最终发表的版本上作者列表中会出现"anonymous"（匿名），单位机构信息也会隐藏，显示"affiliation withheld"。匿名发表可以保护作者的个人隐私。作者不愿意公开自己的姓名和单位信息，可能是因为以下几个原因：①保护学术独立性。一些研究可能会涉及政治、宗教或其他敏感话题，如果作者的身份被揭示，可能会受到来自政府、组织或其他利益相关方的干扰或压力。②避免争议和冲突。在某些情况下，作者可能与某些学者存在竞争关系或意见分歧，匿名发表可以减少这种潜在的冲突，更好地强调科学本身的价值。③避免偏见和歧视。在评审过程中，如果作者的身份被揭示，评审专家可能会受到作者的声誉、地位或其他因素的影响，从而对论文做出不客观的评价。

另外，还有一种署名方式是团体作者，是指由多个人组成的团体或组织作为作者的情况。在作者列表中应列出团体或组织的全名，如 World Health Organization 或 Chinese Neuroscience Society。如果团体或组织的全名较长，可以使用其缩写形式进行标识。根据期刊的要求，可能还需要提供团体作者的联系信息和组织机构的详细信息。

幽灵作者（ghost author）、赠予作者（gift author）和客座作者（guest author）是作者署名中常见的 3 种乱象。幽灵作者是指对研究做出重大贡献且符合 ICMJE 作者标准，但没有被列为作者名单中的人。不管是疏忽还是故意，幽灵作者后续一旦发生著作权纠纷，对于研究团队和期刊来说都会严重损害声誉，因此所有被指定为作者的人都应该有资格获得作者的身份且都应该被列出。另外还有一类幽灵作者是作者身份不被承认的专业写手。虽然这些作者不符合 ICMJE 的标准，因为他们没有参与研究的设计，也没有参与数据的收集或解释，但承认他们的贡献是很重要的，因为他们的参与可能代表着潜在的利益冲突。赠予作者是指对研究没有重大贡献或根本没有参与研究的人被列为作者，他们的名字被加入作者名单是为了实现某种利益。客座作者同赠予作者类似，但受益方倾向于是文章作者团队，如文章请某位学术泰斗审阅之后，提了一些修改意见，但是贡献并没有达到作者身份的标准，而强加到作者名单中，希望利用专家的声誉，提高文章被期刊接受的概率以及同行认可度。在某些情况下，未经作者同意的署名，该作者可以写信要求期刊撤回署名，但大多数期刊都不愿意卷入这种纷争，期刊的职责不是决定谁有没有资格获得作者身份，也不是仲裁作者身份冲突，因为其没有足够的信息来判断这种情况。如果作者不能就谁有资格获得作者身份达成一致意见，应该由撰写论文团队的研究机构进行调查。

因此，在研究团队确认文章中作者署名权时应尽量避免发生以下情况：

（1）不要随便删除和添加作者，容易引发一系列问题，导致最终需要出版勘误或者撤稿等不良事件。出版伦理委员会（Committee on Publication Ethics，COPE）对于论文正式发表前后添加或删除作者都有对应的操作指南和处理流程。一般地，在论文发表前添加或删除作者，需要提供说明和书面同意，证明这个变动是合理的，且作者团队一致同意的；如果是文章发表后需要对作者团队进行调整，则需要更正式的书面申请，并且期刊会向所有列出的作者和将要删除或增加的作者要求解释并签署同意声明，之后期刊还需要根据这个变动发表勘误，因此是不鼓励发表后再进行调整的。

（2）作者列表中不要列上没有实质贡献且不符合 ICMJE 标准的作者。期刊很难通过限制作者数量来阻止赠予作者。有的期刊对来自同一单位的作者数量有限制，而有的期刊对于不同文章类型作者数量有限制，比如一篇观点或信件类短文章通常不会超过 5 位作者，这在一定程度上约束了文章署名的乱象。

（3）尽量不要使用并列作者这种署名方式。由于科研人员评价体系的原因，常常出现两位或者两位以上作者对稿件的"贡献相同"（contributed equally），都希望被认定为共同第一作者或共同通讯作者的情况。有的期刊会认为这样署名是存在学术不端风险的，期刊会要求提供书面声明，说明谁做了什么，以及为什么是贡献相同，并提供作者列表中的所有作者签名同意并知晓的证明。

（4）作者单位不要乱挂、多挂或漏挂，当同一作者存在多个署名单位时，需确认单位的排列顺序，因为可能导致单位或机构之间的利益冲突。单位信息要具体到部门，如果涉及同一单位多个部门，都需要一一列出。

（5）作者身份信息、联系方式不可以造假，漏写或错写。有的人为了投机取巧，通过对作者身份或联系方式进行造假，如提高学历、职称，添加虚假学术头衔以增加学术资历，或者是提供虚假的联系信息，让期刊联系不上"被挂名"的资深作者等种种方式来提高文章的学术认可度。这些行为一旦被发现，将会影响作者的学术诚信和期刊声誉，有可能最终导致撤稿。还有的作者因为疏忽，导致作者列表中信息出现错误，有可能影响该作者个人的学术成果统计，还可能错过期刊和读者的重要信息。通讯作者的邮箱最好是研究机构后缀的邮箱，显得更加正式和专业，最好不要使用社交软件附属的邮箱，如 QQ 邮箱等，会被编辑怀疑作者身份的真实性，同时还要确保能收到各类邮件，以免期刊通知的重要邮件被屏蔽或扔到垃圾邮箱。有的通讯作者投稿邮箱不固定，这也是应该避免的情况，不仅会让编辑怀疑非通讯作者本人在使用邮箱，而且不利于通讯作者在数据库中的学术业绩统计和学术画像生成。

作者署名和单位信息这个部分，对一篇文章来说本来是看似简单的环节，然而往往隐藏着学术不端的危机。因此，对于文章的署名跟做研究一样，需要严谨对待。作者、期刊和审稿人有责任一起来维护学术出版的公平、公正和公开。

## 七、前言（introduction）

前言或引言在有些期刊中被称为背景（background），是学术论文开篇的第一部分，铺陈模式是由一般问题过渡到具体问题，告诉读者"从哪里来，要到哪里去"。前言部分的撰写需要有严谨的逻辑，让读者在阅读了前言之后能大致了解研究内容，并说服读者认同该研究的必要性与重要性。

前言需要介绍 4 个关键信息。①背景介绍：总结该领域的研究现状和趋势，为接下来需要解决的问题提供知识背景，这部分内容需要引用大量文献，尤其是最新的研究进展。②问题分析：讨论领域内还需要解决的问题是什么，以及其重要性和迫切性，阐明研究的意义。③研究陈述：阐述本研究要解决的问题，提出研究假设，以及解决该问题的研究设计与方法。④下文预告：应该清楚地描述研究目标和预期，告诉读者为什么本研究能增加我们对该领域现有的认知。

前言部分撰写还需要注意与文章最后的讨论部分前后呼应。在前言中，对于问题和研究意义的分析一定要站得住脚，而对于研究对象、方法等只需简要提及，切勿过于详细具体，把本应该出现在"材料与方法"部分的内容放到前言中。由于前言介绍了大量专业背景，往往会引入很多专业词汇，因此，在前言部分可以对文中多次出现的较长的专业术语引入缩略定义，以便下文再提及时可以使用缩略语。

## 八、材料与方法（materials and methods）

尽管从写作上看材料与方法是比较枯燥的部分，但这部分对于文章来说很重要。材料与方法部分通常需要完整和科学地描述研究设计、实验对象、实验材料（设备）、实验过程、数据收集和分析方法等研究细节。这部分内容的撰写应该简明扼要、全面详细、结构合理、突出重点、准确无误，并合理使用图表和引用参考文献，这样可以帮助读者更好地理解实验过程和研究设计，并确保研究结果的可靠性和可重复性。

材料与方法部分在描述顺序上，应按照实验时逻辑顺序来组织，突出重点，强调实验的关键步骤，有助于读者快速了解实验的重点和目的。如果其他研究中有相同或类似的方法，可以简单叙述，并添加参考文献。如果没有类似的方法，作者就应该在这部分对自己的实验进行详细描述。在语句和措辞上，尽量清晰明了，避免使用冗长和辅助的句子，使读者容易理解研究设计和实验过程。在细节描述上，要详细全面，提供足够的实验细节包括临床资料、样本来源、分组设计、仪器设备、实验步骤、统计方法等，以便读者能在同样的条件下重复出研究结果。这部分要和结果部分一一对应，比如在结果中提到了一个参数，那么必须在方法部分中找到相关内容（反之亦然）。在材料与方法中，还应简要地说明在什么条件下使用何种统计处理方法与显著性标准，必要时应说明计算手段和软件名称。在专业术语和计量单位等使用上应符合学科惯例，做到准确、规范，例如，对于样品离心条件的描述应采用rcf（reactive centrifugal force，相对离心力）而不是rpm（revolutions per minute，每分钟转速），因为不同的离心机半径不同。同时，可以利用图片（如流程图和示意图）辅助说明实验原理、过程和数据收集方法，而表格适用于数字和信息较为复杂的情况，以便于读者更快速获取信息，更好地理解实验设计。

作者在描述材料与方法部分时应保持客观中立，不应该包含结果或讨论中的结论与评价。同时，应该解释实验中可能存在的问题和不确定性，以便读者能够了解研究的局限性和可靠性。需要注意的是，在撰写英文论文的材料与方法时应该使用过去时。材料与方法部分关于伦理声明和患者知情同意的描述，详见本章"伦理声明"部分。

## 九、结果（results）

结果是研究论文的核心，是基于实验设计进行数据收集，经统计分析归纳出的研究结果，体现了文章的质量和学术水平。结果部分应该以翔实准确的方式和中立的措辞陈述实验结果，应避免对结果进行主观解释或评价。结果部分要注意层次安排，要像讲故事一样环环相扣，层层深入，有条理、有逻辑地对具体结果进行报道。这部分报道的数据要全面、真实、严谨，不能故意隐瞒或选择性报道对结果有利的数据，甚至伪造、篡改数据。

由于结果部分会涉及大量具体的数据和专业词汇，因此在数据陈述的同时，作者可以借助图表来辅助呈现具体数据，增加文章的可读性和吸引力。数据陈述部分的文字切忌重复方法与材料部分的具体内容，而应该简明直接地描述采用了什么方法，得到了什么结果，并辅以支持性图表。图片能直观地呈现数据的变化趋势，而表格利于引用和对比，因此大量的参数和数据结果最好通过表格呈现，比如临床资料等带有大量详细个人信息的数据。

尽管有的期刊要求作者把结果和讨论以"results and discussion"的形式放在同一个部分呈现，但是大多数期刊都是要求分开写的，因为结果和讨论的侧重点不同，结果要求准确、翔实和客观，讨论则需要和已有研究结果相联系、作比较，并进行分析和讨论，因此最好不要将结果与讨论混为一谈。

## 十、讨论（discussion）

讨论是将研究所得到的结果进行回顾和理论分析，进一步阐明结果的可靠性、创新性和重要性。在讨论部分主要围绕两个问题进行阐述：①本研究得出的结果与已报道的研究结果比较是怎么样的？是印证还是反驳？②本研究的结果对更广泛意义的科学问题意味着什么？

在讨论中作者应该建立一个桥梁，不仅是回答在前言中设定的特定研究问题，还是要站在更高的角度将研究结果与已知相关文献和最新研究成果关联起来，判断是否与其他人的研究结论一致或矛盾。

作者在讨论部分需要紧扣研究结果，突出本研究的新发现，并在讨论中回顾重要研究结果，从材料和方法、原理和机制等多角度、多层次客观全面地分析讨论为什么会得到这样的结果。如果该研究仅从另外的角度证实已知的事实，那么研究是缺乏独特性的；如果该研究发现了新的成果，尽管这个结果可能是不好的，但拓展了对该研究对象或问题的认知，那么研究是具有首创性的；如果研究结果自相矛盾，那么需要解释为什么是这样的，若阐释得不充分或是在讨论中推翻自己的研究结果，那么文章将难以发表。然而，并不是所有研究结果都需要在讨论部分出现，作者应选取能够体现出本研究独特性和创新性的结果作为重点讨论的内容，而有些与前期研究结果一致，作为辅助佐证的结果就可以一笔带过。

讨论部分还需要列出研究的局限性（limitation），有些期刊要求单列一个段落来陈述。任何研究都不是完美的，都可能存在或多或少的不足之处，因此，在局限性这部分描述一定要诚实并解释为什么有这样的局限性，不要因为担心审稿人或编辑会因为研究存在的局限性而对其有效性产生怀疑就刻意回避对局限性的讨论。

讨论部分显示了作者研究问题的深度和广度，并在一定程度反映了作者对于该科学问题和该领域知识掌握的系统性和全面性。因此，作者需大量阅读文献，了解研究领域的最新动向，才能客观全面地进行讨论。同时在讨论这部分，作者还可以根据研究结果进一步提出新的假设和观点，以及该领域今后的探索方向等。

## 十一、结论（conclusion）

结论通常是讨论之后的最后一个段落，也是文章正文的最后一段。有些期刊是把结论和讨论放在一个部分的，以"discussion and conclusion"为标题展开，有的期刊则要求把结论单列一个部分"conclusion"来描述，但不管是哪种情况，结论本身最好单独成段。结论部分相对较短（一般两三句话即可），通常以"In conclusion"或"In summary"开头，高度凝练研究结果中的重要发现，不能重复讨论或者方法中的内容，也不要列出结果中的具体数据，着重陈述研究结果是否支持前言中提出的假设，以及对该问题进一步深入研究的方向做出展望，说明可能采取的研究方法和策略。

结论部分的描述应让读者清楚你的研究结果意味着什么，确信你的发现是创新的、重要的或有效的，因此结论中的措辞应该是陈述性的，尽量避免使用推测或假设语气的描述，如"could possibly explain""seemed to be associated with""might lead to"或"appeared to correlate"等。在语法上，这部分对于结果的描述使用一般现在时，且最好使用主动语态和第一人称，给人以肯定自信的感觉，例如："In this study, we show that rats treated with a combination of ionizing radiation and ipilimumab recovered much faster than controls, which suggests that combination therapy leads to faster recovery."

## 十二、附录（appendix）

附录是论文主体的延伸（有些期刊也称为"extended data"），用于呈现与主要论文内容直接相关的信息，以支持论文的主要内容，但这些信息在正文中出现可能会打破正文主体的流畅程度或阻碍主要观点的铺陈。附录包括一些详细的方法、数据、图表、公式、模型、程序代码等内容。

附录的目的是提供支持性的细节，以便读者深入理解文章的研究内容，但这些信息并不是论文主体的核心内容，读者可以选择性地阅读附录。附录作为文章的一部分通常在文章的末尾出现，用字母进行编号（如附录 A、附录 B）。

## 十三、补充材料（supplementary materials）

学术论文中，附录和补充材料（又称附件）是两种常见的附加内容。补充材料主要是论文主体部分之外的支持性图表、实验结果、原始数据、调查问卷等次要信息，有时还可以包含影像资料。附录更紧密地与主要论文内容相关，而补充材料则提供了对研究的更多细节或补充信息。作者可以根据内容的重要性和是否影响主要观点来决定将哪些内容放入附录或补充材料中。有的期刊为了控制印刷版篇幅，会要求作者把一些次要研究内容和结果放到附件中，比如材料与方法这个部分。补充材料出现在文章结论之后，通常只需要用简短的几句话说明有哪些补充材料即可。与附录不同的是，补充材料通常以在线附件的形式提供，可以作为论文的补充信息供读者查阅。

补充材料对文章起着重要的辅助说明作用，因此补充材料应尽可能全面和详细，期刊一般不会限制补充材料的大小（视频附件除外），大多数期刊也不会对补充材料进行校对或排版，因此这部分内容需要作者仔细检查后再上传。上传补充材料这一步在论文投稿中是非常关键的步骤，但往往容易被作者忽视，认为补充材料没有人会认真阅读，但往往编辑和审稿人以及那些想要深入研究文章内容的读者都会认真查看。因此，作者在投稿时需提前整理好要提交哪些补充材料，并在提交前确认补充材料是否都已上传，以及上传的顺序是否和正文中补充材料说明的顺序一致，避免漏传、误传。生物医学类期刊通常会要求作者上传伦理审批文件，证明论文中的研究合规、合法。如果文章在投稿之前就找专业的公司进行了语言润色，可以在附件中上传公司开具的语言润色证明，以免在稿件处理后期再次被要求进行语言润色。

## 十四、致谢（acknowledgement）

多数论文都包含致谢部分，通常是感谢基金项目对于研究的支持，或者是感谢哪些人在研究中给予了哪些帮助，例如提供了某种细胞株或者基因敲除小鼠，或者是在文章撰写中帮忙进行了语言润色，总之对研究本身和论文撰写中提供了帮助的人都最好在这部分列出，以示尊重，而且如果在研究过程和论文撰写中有领域内的"大牛"给予过指导，对论文的质量是一种潜在的保障，也会给编辑和审稿人留下积极的印象。

致谢部分通常是首先感谢基金项目的支持，句型是"This study was supported/partially supported by the funding name（Grant No.***）"。需要注意，在致谢基金资助时应使用正确的基金名称和基金号，此处信息错误将导致基金项目结题不认可该成果。其次，再感谢具体的机构、实验团队或者人，一般用"We thank…"或"The authors thank…"句型代表整个作者团队表示感谢。有的期刊会要求将基金信息单列为"Funding"来说明，例如 *Cancer Medicine*，因此作者在投稿前应仔细阅读投稿指南，并参照格式要求准备文章。

## 十五、利益冲突（conflict of interest）

利益冲突又被称为竞争性利益（competing interest），是指研究人员或与其相关的机构、期刊、审稿人在某项研究上可能会产生经济、法律、政治、宗教或者是人际上的利益相关性，这种相关性可能会影响研究结果或者认知、行为和判断的客观性。因此，对利益冲突的声明与披露是学术出版伦理中的重要部分，是澄清和实现学术出版透明、诚信与客观的积极举措。利益冲突通常包括财务类和非财务类。财务类主要涉及研究赞助、雇佣、持股、专利权、顾问、保险投资、讲课费等。例如，被制药公司或其他企业赞助的临床试验，作者必须声明利益冲突，公布公司名称以及在研究设计和论文撰写中扮演的角色等关键信息。泰勒 - 弗朗西斯（Taylor & Francis）出版集团明确规定其旗下期刊不会刊登具有广告商业产品性质的文章。非财务类包括人际关系、政治关系以及学术合作或竞争关系等，如编委或编辑投稿本期刊，需要在利益冲突中声明。

根据 COPE 建议，期刊都应有明确的政策来规范披露和处理利益冲突，同时还提供了一些关于利益冲突发生之后的处理方案与流程（图 1-4）[16-17]。越来越多的数据库收录期刊要求期刊要有相应的利益冲突政策和规定，因此，大多数期刊都会要求作者在投稿时申报利益冲突，其中有的期刊是有固定的模板或格式让作者在投稿系统中勾选或参照撰写，有的期刊需要作者在投稿信中同伦理声明一并披露。ICMJE 提供了一份利益冲突声明清单（图 1-5）[18]，列举了 13 项可能涉及的利益冲突关系，其中对第一项"本文所涉及的支持（如基金资助、提供研究材料、协助稿件写作和润色、提供文章处理费等）"的利益关系声明是没有时间限制的，即本文在研究和撰写任何一段时间产生的利益关系都必须声明，而其他利益关系的披露时限仅限于最近 36 个月的情况。

因此，当作者提交任何类型或格式的稿件时，都有责任披露所有可能对其研究产生偏见或被视为偏见的财务和个人关系。当作者不确定有些关系或利益是否需要声明时，最好一并披露，由期刊决定是否需要声明，即使是没有任何利益冲突需要披露，也要求注明"无利益冲突"，通常是标明"None declared"或"The authors declare no conflict of interest"。声明这些潜在的利益冲突关系将有助于审稿人和读者了解稿件的透明度和科学完整性，同时期刊也会把利益冲突声明的内容作为判断研究可信度和决定是否发表论文的重要依据。这一部分在论文中并不起眼，常常容易被作者忽略，但是如果有利益冲突未声明或是描述不清以回避披露某些关键信息，有可能导致论文被撤回，将严重影响期刊、作者、机构的学术声誉。

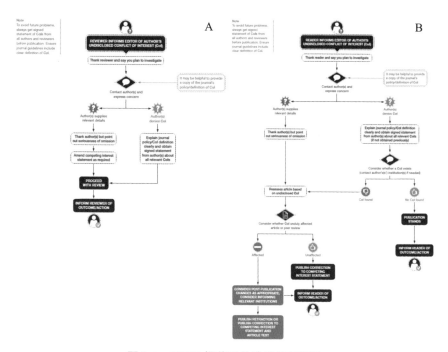

图 1-4　COPE 推荐利益冲突处理流程

（A. 已提交稿件中未披露的利益冲突；B. 已发表文章中未披露的利益冲突）

## ICMJE DISCLOSURE FORM

| | |
|---|---|
| **Date:** | Click or tap to enter a date. |
| **Your Name:** | Click or tap here to enter text. |
| **Manuscript Title:** | Click or tap here to enter text. |
| **Manuscript Number (if known):** | Click or tap here to enter text. |

In the interest of transparency, we ask you to disclose all relationships/activities/interests listed below that are related to the content of your manuscript. "Related" means any relation with for-profit or not-for-profit third parties whose interests may be affected by the content of the manuscript. Disclosure represents a commitment to transparency and does not necessarily indicate a bias. If you are in doubt about whether to list a relationship/activity/interest, it is preferable that you do so.

The author's relationships/activities/interests should be defined broadly. For example, if your manuscript pertains to the epidemiology of hypertension, you should declare all relationships with manufacturers of antihypertensive medication, even if that medication is not mentioned in the manuscript.

In item #1 below, report all support for the work reported in this manuscript without time limit. For all other items, the time frame for disclosure is the past 36 months.

| | | Name all entities with whom you have this relationship or indicate none (add rows as needed) | Specifications/Comments (e.g., if payments were made to you or to your institution) |
|---|---|---|---|
| | | Time frame: Since the initial planning of the work | |
| 1 | All support for the present manuscript (e.g., funding, provision of study materials, medical writing, article processing charges, etc.) **No time limit for this item.** | ☐ None | |
| | | Time frame: past 36 months | |
| 2 | Grants or contracts from any entity (if not indicated in item #1 above). | ☐ None | |
| 3 | Royalties or licenses | ☐ None | |

图 1-5　ICMJE 利益冲突声明清单

## 十六、作者贡献（author contribution）

　　越来越多的期刊引入了作者贡献声明，作者在投稿时要求在系统中填写或勾选文章每一位作者的贡献，包含从研究最初设计到文章最终发表过程中的各种具体工作，部分期刊会把这部分内容放在文章的末尾，参考文献部分的前面，随论文一起公开发表。虽然这个举措不能绝对保证文章署名的真实性，但消除了作者对文章贡献的模糊性，能对作者署名能起到一定的监督作用。

文章中列出的所有作者都应符合 ICMJE 的作者资格标准，他们对文章的发表做出了实质性的智力贡献，即对文章的构思、执行和写作做出了贡献。如果有人不符合这些标准，但对文章做出了实质性的贡献，应该在致谢部分列出。因此，作者在填写这一部分的时候，应真正落实每一位参与人员具体参与了哪些研究或者撰写工作，坚决杜绝"挂名作者"或者"幽灵作者"等学术不端的行为。对于编辑，如果怀疑作者身份（作者名单不完整或包含了客座作者或赠予作者），应暂停稿件的同行评议，并根据 COPE 提供的相应处理流程采取行动。值得一提的是，COPE 明确规定 ChatGPT 等人工智能工具不能署名为作者（详见本章第三节）。对于期刊，应该制定明确的政策，使文章的作者署名和贡献具有透明度，应鼓励使用广泛认可的标准和标识，如 CRediT 和 ORCID，对于管理潜在作者署名纠纷也要有详细的应对策略。

## 十七、伦理声明（ethical statement）

学术出版主要涉及两种类型的伦理问题：一是实验研究的伦理背景，二是出版过程的伦理行为（详见本章第三节）。一般地，涉及人或动物的研究，期刊会要求作者在论文正文中说明该研究已通过伦理批准，并提供伦理审查机构名称、批准日期及批件编号，有的期刊甚至在投稿时就要求上传伦理审批材料以便审核，如不能提供，稿件将无法进入下一步评审。文章的伦理说明一般在材料与方法部分，也有在致谢之后单独写一段伦理声明，说明研究所涉及的伦理问题及审批情况。

期刊和审稿人都会对伦理问题进行协同把关，确保研究的合法性和科学性。编辑在对稿件进行初审时，会包括伦理审查，主要对文章涉及伦理方面的文字表达、图片等进行审查，判断是否存在抄袭、剽窃、一稿多投或重复投稿等问题，检查是否存在泄露受试者隐私、不当伤害受试者、违反动物福利等情况，并对伦理支撑材料进行复核，如患者知情同意书、医学伦理审查批件、临床试验注册信息等。

## 十八、参考文献（reference）

参考文献是论文的必要组成部分，参考文献能为作者的论文提供事实论证，在参考和借鉴了文献资料后，用于论文中引证，一方面是对他人学术研究成果的尊重，避免抄袭和剽窃的嫌疑；另一方面能节省论文篇幅，增加论文的信息量，而且在一定程度上也为审稿人、编辑和读者评估论文的价值和水平提供客观依据。另外，正确编写参考文献能起到索引作用，方便读者查阅和检索相关资料，也有助于图书情报学研究人员进行文献计量学研究。

正如本章第一节提到的，不同文章类型和不同期刊对于参考文献数量要求不尽相同，且不同期刊对参考文献在正文中的索引格式和参考文献列表中引文信息格式要求也有所区别，作者投稿前应该仔细阅读目标期刊投稿指南，并选取一两篇目标期刊已发表文章来参考，按照期刊规定的参考文献著录格式来统一论文的引文格式。尽管越来越多的国际出版商和期刊对于稿件格式或参考文献格式都不做要求了，但是对于某篇文章来说，应该保证全文的参考文献格式统一，给编辑和审稿人良好的印象。作者插入参考文献时建议使用文献整理工具，如 EndNote、Mendeley 等，因为手动编写参考文献，容易发生漏引、错引。

常见英文参考文献格式包括 APA 格式（American Psychological Association，美国心理学会）、MLA 格式（Modern Language Association，美国现代语言协会）、CMS 格式（The Chicago Manual of Style，芝加哥格式手册）、Harvard 格式（Harvard Reference System，哈佛参考文献注释体系）。APA 格式主要用于心理、教育及社会科学等学科，这是北美大学英文论文写作最常用的一种参考文献格式，目前已经更新到第 8 版。MLA 格式是美国现代语言协会制定的论文引用格式，多用于人文学科。CMS 格式由芝加哥大学出版社于 1906 年制定，被广泛应用于图书、杂志、报纸以及人文科学领域，目前已经更新至第 17 版。Harvard 格式起源于哈佛大学，在自然科学领域应用较多。正文中的引文索引格式主要采用顺序编码制和著者 - 出版年制，前者按照论文中引用文献出现的先后顺序排序，参考文献列表也对应以阿拉伯数字顺序排列；后者是在正文引文部分用括号标出作者姓氏和引文出版年份，多篇引文用分号隔开，参考文献列表按第一作者姓氏字母排序。

参考文献包括期刊文章（journal article）、学位论文（thesis）、报告（report）、报纸新闻（news）、法规（statute）、专利（patent）、会议录（conference proceedings）、数据库（database）、网页（web page）等类型，不同类型引文的引用格式有所区别，需按照目标期刊要求编写。有的期刊要求提供参考文献的 DOI 号，以方便链接索引的文章。如前文所述，DOI 号是论文的身份标识。DOI 技术能够永久标记和链接参考文献，克服了过去 URL 网页技术容易产生失效、死链等问题。Crossref 是 DOI 的官方注册管理机构，其开放式参考文献链接系统实现了跨出版商参考文献链接注册和查询，解决了全球期刊一体化管理的问题，极大促进了学术研究成果的相互引用和集成利用。除了提供 DOI 之外，Crossref 还提供了一系列包括文献检索、元数据搜索、交叉引用等其他服务，推动了科学数据管理和共享的发展，加强了学术界对于科学数据的规范化和标准化管理（详见第二章）。

参考文献尽量引用近 3 ~ 5 年发表的研究成果，反映本领域最新的研究进展。参考文献的数量不宜过多，尽量确保引用的论据准确无误，切忌刻意堆砌，不重要的参考文献可以不引，找不到准确引用源的尽量不引，可适当修改正文以避免错引，还应避免非正常引用（如作者自引、期刊自引、利益相关的互引或与研究不相关的恶意引用）。预印本文章的引用要特别注意，首先要查询所引用预印本文章是否已经正式发表，如果已经在学术期刊上正式发表，尽量引用发表后的正式版本，而不是预印本论文；如果还没有正式发表，应在参考文献著录中标明该参考文献为预印本文章（通常在参考文献引文信息后面标注预印本平台名称，并标上"preprint"），还要注意所引用的预印本文章的版本，添加正确的预印本文章链接和 DOI 号。

## 十九、缩略语（abbreviation）

论文写作中，常常需要用到缩略语，这是一种对专业名词的简写方式，可以使文章更为精简，便于读者对文章的快速阅读，尤其是一些很长的专业词组，缩略语能有效提高文章的可读性，然而过多使用缩略语（特别是读者不太熟悉或者不太通用的缩写），读者需要经常停下来去翻查缩略语代表的意思，这样思路就会被打断，反而降低了读者的阅读体验。因此，为了保证论文的质量，在使用缩略语时需要遵循一些规范和原则，不能随意使用。

首先，一个词或词组在论文中出现 3 次或以上才使用缩略语，出现的次数在摘要、正文、图注和表注是分别计算的，且缩略语在每个部分第一次出现都需要使用全称，并在括号中定义缩略语，之后再次出现就需要使用缩略语而不用全称。写全称时一般用小写，除非是人名、地名等专有名词，而缩写一般用大写，除非是约定俗成的写法，例如 ELISA 指代 enzyme linked immunosorbent assay，而 ChIP 代表 chromatin immunoprecipitation。多数学术期刊都规定缩略语要先定义再使用，已被公认的缩略语可以不加注释直接使用，如 DNA、RNA 等，且国际标准单位也不需要单独定义全称，如 kg、km、mol 等。有些期刊会直接在投稿指南中给出缩略语清单，在使用这些缩略语投稿到该期刊就无须给出全称来定义，例如 *Journal of Clinical Investigation* 就在其官网给出了标准缩略语列表（standard abbreviations），并指出可以直接使用这些缩略语。

其次，在一篇论文中，缩略语具有专一指代性，即一个缩略语只能代表一个词或词组，且一个词或词组也只能有一个缩略语，即每个缩略语在文章中每次出现时都代表同样的意思，确保前后一致。例如，激素应答元件（hormone response element）和高分辨率心电图（high-resolution electrocardiography）的缩略语都是 HRE，但如果一篇文章已经用了 HRE 指代激素应答元件，就不能同时用来指代高分辨率心电图，这样会造成混淆，影响读者理解。解决方法是选择其中一个出现次数较少的词组不使用缩略语。需要注意的是，缩略语使用时仍然要考虑语法，比如单复数、冠词的使用等。论文中的缩略语通常以表格的形式汇总，放在摘要之后或者作为附录放在参考文献之后。

## 二十、图与表格（figure and table）

图和表格是文章向读者传达信息的重要方式之一，作者可以根据想要传达的信息和数据类型来选择适合的图表，确保其能够清晰地展示研究结果。图片的优点是直观表达数据的变化趋势或差异比较，而表格的优点是可以列举和对比精确的数据。在学术论文中有效地使用图表，不仅可以让重要结果清晰、直观地呈现，还能丰富文章的内容，提升文章的可读性。

图是文章的重要组成部分，图片质量的好坏往往反映出研究的质量，甚至关系到文章能否顺利发表。生物医学论文中常见的图片类型包括直观的医学影像图、病理切片图、电泳图、荧光成像图等，反映数据分析结果的柱状图、折线图、热图、蛋白质互作网络图等，以及说明机制或流程的模式图、流程图等。具体使用哪种类型的图取决于研究内容和需要展示的信息，例如流程图（flow chart）适用于总结实验方法和设计；折线图（line chart）适用于展示对实验材料对不同处理的反应；条形图（bar chart）适用于呈现类别较复杂的数据组的差异；饼图（pie chart）适用于展示百分比。

通常，期刊对彩色图片会单独按图片个数收取加工费用。在经费允许的情况下，作者应尽量选择彩色图片，使文章画面更生动，读者阅读起来也更容易。作者可以借助作图软件和一些在线作图工具来绘制兼具观赏性和科学性的生物医学论文图片，比如流程图、模式图、信号通路图等，以及使用专业绘图包生成图和配色方案使图片更加富有感染力和吸引力，比如 ggplot 等。但是，对于实验直接得到的图像结果，除了按照目标期刊的要求调整图片（如格式、大小、清晰度等），作者最好不要对图像本身进行其他操作。根据美国科学编辑委员会（Council of Science Editors）收录的《推动科技期刊出版诚信的白皮书》（*White Paper on Promoting Integrity in Scientific Journal Publications*）的规定，对于论文中的插图，作者可对亮度、对比度或色彩平衡进行调整，但须对全图进行调整，且不能隐藏、消除或歪曲原图的信息，不得对一张图片的局部区域进行增强、模糊、移动、移除等操作。近年来，发生了很多由于电泳图、荧光图等"移花接木"的造假图片，导致论文被撤稿的学术不端事件，给作者和期刊都造成了严重的不良影响。越来越多的学术期刊借助图像检测工具进行图像甄别，如 ImaChek 可以快速筛查大量图片，发现图片中的问题，有助于维护科研诚信。*Science* 宣布，旗下六本期刊从 2024 年起，会采用人工智能图像分析工具 Proofig 来检测论文中的图像[19]。Proofig 可以自动检测显微镜、蛋白质印迹带、凝胶电泳、流式细胞术（flow cytometry，FC）、荧光激活细胞分选（fluorescence-activated cell sorting，FACS）、细胞培养等多种图像；可以识别多种类型的重复使用，包括整个图像完全复制、对图像内的某个或某些部分复制，以及对图像进行旋转、翻转、缩放等；还可以检测图像数据真实性以及是否在图像中使用人工智能设计数据。Proofig 能准确分析图像，捕捉到更多人眼无法看到的问题，提高出版效率，且最大限度地降低出版后的风险，大大节省时间和精力。Proofig 对所有检测完全保密，系统在私人安全服务器上运行，不会有论文未出版就泄露的风险。

　　尽管论文中表格包含的信息量丰富，但是在一篇文章中不要过多使用表格，尤其是横版表格，过度使用表格反而会降低文章的可读性。表格一般采用三线表，表格的标题应该简洁明了，能够准确描述表格的内容；表格内容上应该呈现清晰、简洁的信息，每一行列应该有明确的表头来标识区分，避免冗余和复杂的排版。需要注意不要将表格以图片形式插入，不方便期刊进行后续排版，而应以可编辑的文档格式上传表格，一般是 Word 或 Excel 文件。

目标期刊对于图表的要求都会在投稿指南中详细说明，包括大小写，字体、字号等细节要求。不同期刊对于图片像素和格式要求不同，分辨率一般要求 300 ~ 600 dpi，常见图片格式包括 .gif、.jpg、.tif 和 .pdf 等。尽管图表结合可以使文章研究结果的呈现更加生动和丰富，但由于排版篇幅所限，期刊会限制正文中图表数量，一般不超过 8 个。因此，在正文中可以用组合图或表的形式呈现更丰富完整的内容，次要信息和结果可以放在补充材料中。

## 二十一、统计（statistics）

生物医学论文中选择正确的统计分析方法，并规范报道统计结果，不仅能帮助读者理解文章中数据的统计意义，还可以提高研究结果的可信度。

首先，在分析数据时，作者需根据实验设计、数据类型和研究问题选择合适的统计方法。例如，针对离散变量（如性别、治疗类型等）的分析通常使用非参数统计方法，如卡方检验；符合正态分布的连续变量（如血压、体重等）可以使用参数统计方法，如 $t$ 检验或方差分析（analysis of variance，ANOVA）；对不符合正态分布的连续变量也应采用非参数统计，如置换检验等。若研究涉及多个因变量，需要使用多元统计方法，如多元回归、主成分分析或者聚类分析。

其次，在"材料与方法"部分应描述所使用的统计方法和统计软件，并在"结果"部分规范报告统计指标，合理解释统计结果。例如，研究中使用了回归分析或相关分析，应描述使用的模型类型、系数估计和显著性水平："Multiple linear regression analysis was performed to assess the relationship between age, BMI, and blood pressure. The results indicated that both age ($\beta$=0.25, $P$ < 0.01) and BMI ($\beta$=0.18, $P$=0.03) were associated with blood pressure." 又如，在生存分析中，应描述所使用的生存曲线

方法（如 Kaplan-Meier 曲线）和生存分析模型（如 Cox 比例风险模型），并报告相关的风险比值、置信区间和 $P$ 值："Survival analysis was conducted using the Kaplan-Meier method, and the log-rank test was used to compare the survival curves between the treatment and control groups. The results demonstrated a difference in survival rates ($P$= 0.02, hazard ratio = 0.65, 95% CI: 0.48-0.88)."需要注意的是，不同的期刊对于统计结果报告形式有不同的要求，作者需根据目标期刊的具体要求给出统计结果和参数。

最后，在"讨论"部分，需要进一步评价并解释统计结果对研究问题或假设有什么含义，应尽量避免在解释统计结果时过度推论，避免对统计显著性的误解和误用。尤其是对于英文单词"significant"的使用应慎重，该词在科技论文中约定俗成的意思仅限于具有统计学差异的情况，所以如果在论文中抛开统计意义仅仅想表达"非常"或"明显"或"有意义"等意思，尽可能用"markedly"或"noticeable"或"important"等近义词。*The Lancet* 于 2024 年 2 月发表了一篇关于医学论文统计学中常见错误的通信文章，题为 *Recommendations for accurate reporting in medical research statistics*，内容是基于对近三年投稿到该刊的 1000 多篇文章，总结出的常见统计错误，并为如何避免这些错误提供了十条建议（表 1-4）[20]。

表 1-4 准确报告统计数据的基本建议 *

**十条建议**

· 根据分布情况，报告均值和标准差（standard deviation，SD）或中位数和四分位距（interquartile range，IQR）来描述定量变量。提供补充材料，显示分析中使用变量的直方图或表格。

· 检查所有的模型假设，在可行的情况下最好使用图表说明。

· 应报告精确的 $P$ 值（例如，$P$ 值为 0.032 应显示为 $P$ = 0.032，而不是 $P$ < 0.05）；但对于极小的 $P$ 值，可以报告为 $P$ < 0.0001。

· 不要简单将结果描述为无效，除非区间估计的所有效应值均没有临床意义。

· 应基于临床重要性来解释结果，并对相关性进行适当估计，同时给出置信区间（95% *CI*）。

**十条建议**

· 根据背景信息识别混杂因素，如因果有向无环图（directed acyclic graphs，DAG）所示，而不是显著性检验。

· 如缺失数据的占比过高，可能会影响结果，除了简单地删除不完整数据，还可使用逆概率加权或多重插补等方法来处理。

· 应使用专用的方法评估和处理稀疏数据偏倚（sparse-data bias）。

· 如果结局发生率较高，应报告相对危险度（risk ratio，RR）或危险差（risk difference，RD），而不是比值比（odds ratio，OR）。

· 即使采用了相乘模型，也要评估相加交互作用。

　　* 译自 *The Lancet* 通信文章。

　　生物医学论文中统计分析的目标是保证研究结果的解释客观、真实、准确和科学，而统计分析是建立在正确、可靠的数据基础上，对于不准确，甚至是错误的数据，无论使用何种统计分析都无法获得客观、真实和科学的分析结果。

## 二十二、其他

　　除了前述的论文中常见的部分，根据研究类型和内容，有的文章还需要在正文后附加声明，例如数据可用性声明（data availability statement）用来说明文章涉及的在研究过程中获得、生成或分析的任何数据与数据集的公开获取方式。类似地，数据类文章还需要代码的可用性声明（code availability），说明是否使用自定义代码以及如何访问自定义代码，同时还应包括所使用软件的版本信息，以及用于生成、测试或处理数据集的任何特定变量或参数（补充说明未包括在方法部分的内容）。

**总结**

　　本节按论文中出现的顺序，对学术论文的关键要素进行了全面梳理，明确了每个要素在文中的功能和意义，其中对于作者与单位、参考文献和图表部分笔墨较多，这些要素是作者容易忽视且问题较多的地方，并适当引入了 CRediT、ORCID、DOI 号等期刊出版专业的知识内容，让作者不仅"知其然"，还要"知其所以然"。

# 第三节 英文论文涉及的伦理问题

学术出版主要包含两种伦理问题：第一种是实验研究的伦理背景；第二种是论文出版过程涉及的伦理行为。在生物医学类期刊上，因为伦理问题被撤稿的情况时有发生。因此，作者一定要主动学习伦理知识，提高伦理意识，自觉遵守伦理规范。

## 一、实验伦理

生物医学研究的实验对象常常是人、动物或各种组织等，因此，在进行相关研究时必须遵守所在国家的伦理相关的法律、监管规范与标准，以及国际适用的伦理规范与标准，以维护研究对象的权益。生物医学研究中的实验伦理主要包括涉及动物的实验伦理和涉及人的实验伦理。

动物实验是生物医学研究的重要手段，也是进行人体试验前的基本途径。据统计，在生物医学研究领域约有 60% 的课题涉及动物实验，实验动物为科学研究付出了健康和生命代价。如果处理不当，可能引发诸多伦理问题。例如，是否合理使用动物模型、是否最小化对动物的伤害、是否符合伦理和法规要求等。

根据《实验动物福利伦理审查指南》国家标准（见附件 1-6），动物实验研究遵循 3R 原则——替代（replacement）：尽可能采用其他方法而不使用动物进行实验，或者优先使用低等动物而非高等动物进行实验；减少（reduction）：在不影响科研目的的情况下，尽可能地减少实验动物的使用数量；优化（refinement）：改进实验条件，优化实验技术路线，避免或减轻对实验动物造成的痛苦[21]。3R原则强调了尊重和保护实验动物的重要性，提醒研

附件 1-6
《实验动物福利伦理审查指南》

究人员在追求科学研究成果的同时应尊重和保护实验动物的福祉。涉及动物的实验一般要求遵循 ARRIVE（Animal Research: Reporting in Vivo Experiments）指南（中文版见附件 1-7），该指南旨在提高动物实验研究的报告标准，确保动物实验数据能够得到充分评估和利用，最大化已发表的信息和最小化不必要的研究[22]。

附件 1-7
ARRIVE 指南 2.0

### 案例 1：母性依恋研究

2022 年 9 月，美国科学院院士、哈佛医学院神经科学家玛格丽特·利文斯通（Margaret S. Livingstone）在 *PNAS* 发表题为 *Triggers for mother love* 的研究论文[23]。该研究以初产雌性恒河猴为对象，通过观察她下产死婴后的反应，探究母性依恋的触发机制。在更进一步的实验中，把多组刚出生的幼猴从母猴身边取走，替换成与正常幼猴大小、形状和颜色相似的毛绒玩具，之后当研究人员把幼猴送回给母猴时，有一只母猴在毛绒玩具和猴子幼崽之间选择了毛绒玩具（图 1-6）。研究主要围绕母性依恋是否可以被简单的感官线索（例如温柔的触摸）而触发，旨在更好地理解母性依恋，同时对安抚人类

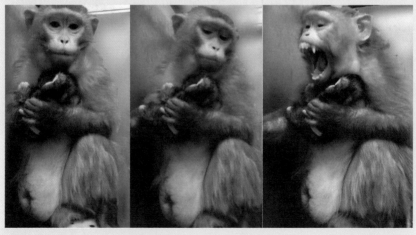

图 1-6 论文中的研究结果图（母猴在产后 2 ~ 3 天对一只毛绒玩具表现出母性行为）

流产或产下死胎的产妇也有参考意义。

尽管这项研究引发了有关母性依恋的新思考，但因研究中强制让实验动物恒河猴母子分离激发了有关伦理原则和实验动物保护的争议。257 位科学家联名反对，要求 *PNAS* 撤稿。一方面，反对者认为将刚出生的幼猴从母亲身边取走是不必要的动物虐待；另一方面，学术界已经有相当数量的关于依恋理论的研究，没必要再用如此残忍的实验方式去重复研究。

在生物医学领域，涉及人的研究尤其是基因编辑技术、克隆技术、干细胞技术等前沿领域，引发的伦理、法律、社会问题已成为学术界和社会普遍关注的热点问题。涉及人的生物医学研究是指以人为受试者或者使用可识别的人类材料和信息数据的研究。涉及人的实验是生物医学研究中的重要环节，但需要遵循严格的伦理规范，充分尊重受试者，保护受试者的权益和安全。例如，是否取得受试者的知情同意、是否保护受试者的隐私和机密性、是否进行适当的风险评估等。

以人为对象的生物医学研究需符合《赫尔辛基宣言》（*Declaration of Helsinki*）的规定[24]。涉及人体的医学研究的主要目的是了解疾病的原因、发展和影响，改进预防、诊断和治疗干预措施（方法、程序和疗法）。参与医学研究的科研人员有责任保护研究对象的生命、健康、尊严、完整性、自主权、隐私权和个人信息的保密性。即使是经过验证的最佳干预措施，也必须通过研究对其安全性、有效性、效率、可及性和质量进行持续评估。

**案例 2：人猴混合胚胎研究**

2021 年 4 月，一个来自中国和美国的联合研究团队在 *Cell* 发表了题为 *Chimeric contribution of human extended pluripotent stem cells to monkey embryos ex vivo* 的研究成果，通过研究人类扩展多能干细胞（human extended pluripotent stem cells, hEPSCs）在食蟹猴体外培养胚胎中的嵌合能力，探索多能干细胞的存活能力和发育轨迹[25]。这

项研究首次成功培养出了"人猴混合胚胎"。研究团队将hEPSCs注射到了食蟹猕猴的囊胚里，其中有111个囊胚成功于培养皿中"着床"并形成胚胎（图1-7）。到实验的第19天时，有3个胚胎还活着。但实验并没有再继续，研究团队在第20天就依原定计划将所有胚胎都摧毁。

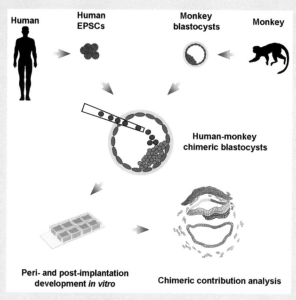

图1-7　论文的研究方案

尽管作者表示研究的目的是要在未来解决人类移植器官严重短缺的问题，或是将培育出来的组织用于药物实验，而且还能通过探索人体的早期发育、疾病的发展与衰老过程，来改善人类健康。然而，这项研究在学术界掀起了轩然大波，引发了巨大的伦理争议。这种混合物种胚胎，又称为"嵌合体"（chimera），相关实验在多年前就已经在绵羊和猪的胚胎中研究过。但是，猴子和人一样都是灵长目，争议集中在这种嵌合体是否算"人"？许多科学家担心人猴混合胚胎触及禁忌的领域，不管在道德、伦理甚至法律层面都面临巨大的挑战。

2023 年 2 月，国家卫生健康委、教育部、科技部、中医药局联合发布《涉及人的生命科学和医学研究伦理审查办法》（见附件 1-8）。该办法从伦理委员会的构建、伦理审查细则、知情同意、监督管理等方面，对涉及人的生物医学研究伦理审查做出了明确的规定，旨在为保护人的生命和健康，维护人格尊严，尊重和保护研究参与者的合法权益，促进生命科学和医学研究健康发展，规范涉及人的生命科学和医学研究伦理审查工作[26]。

附件 1-8
《涉及人的生命科学和医学研究伦理审查办法》

通常，只有被伦理委员会审批通过的人体试验或动物实验才能进行。科研人员尤其要重视伦理审批这个关键步骤，及时并按要求申请伦理审查，还要随时关注实验过程中伦理风险的变化并及时调整，避免文章发表后因伦理问题而撤稿。需要注意的是，有些实验操作不允许在人或动物身上进行，如果违反规定，可能会不被接受评审。通常期刊会保留以人类或动物研究行为不道德为由拒绝任何稿件的权利。

## 二、出版伦理

出版伦理（publication ethics）是指在学术出版过程中应遵循的道德和行为规范，旨在确保学术研究的诚信和公正。学术出版过程涉及的出版伦理问题可能发生于论文出版的任何环节（表 1-5），包括从作者接受资助开展研究到撰写文章投稿，从期刊编辑和审稿人处理及评审稿件到作者与出版商签订协议发表文章等环节[27]。面对日益严重的出版伦理问题，COPE 对期刊和编辑在把控学术出版的关键环节上提出了直观、翔实、可操作性强的合理化建议与流程，为处理出版伦理问题提供良好的解决方案（图 1-8）[28]。期刊在投稿指南和审稿邀请信部分，需要明确对违反出版伦理行为的检测及处理规定，以在一定程度上起到警示和约束的作用。对于编辑，应该参考 COPE 提供的行为准则来指导日常出版工作，并对其经手发表的文章承担责任。COPE 的《行为准则》和《期刊编辑最佳实践指南》指出："编辑对于已发表或尚未发表的论文，怀疑其存在不端行为时，有义务采取行动。行动不仅是对引起潜在不端行为担忧的文章做退稿处理，而是在伦理上有义务追查可疑或涉嫌的研究和发表不端行为，来捍卫学术出版诚信。"

表 1-5　学术论文出版过程涉及的出版伦理问题

| 责任方 | 出版伦理问题 |
| --- | --- |
| 作者 | 署名不当 |
| | 剽窃或抄袭他人成果 |
| | 伪造或篡改数据、图像 |
| | 选择性报告结果 |
| | 一稿多投 |
| | 拆分发表 |
| | 重复发表 |
| | 不合理引用文献 |
| | 利益冲突 |
| 期刊编辑或编委 | 选择文章偏见 |
| | 故意拖延 |
| | 买卖文章或版面 |
| | 违法出版流程中的保密规定 |
| | 干扰同行评议程序或结果 |
| | 操控期刊引证指标 |
| | 利益冲突 |
| 审稿人 | 违法出版流程中的保密规定 |
| | 剽窃（观点、方案或数据） |
| | 暗示作者引用自己的研究成果 |
| | 故意拖延 |
| | 利益冲突 |
| 出版商 | 违法出版流程中的保密规定 |
| | 同行评议流程不当 |
| | 利益冲突 |
| 资助方 | 操纵研究结果 |
| | 拖延发表 |
| | 利益冲突 |

## Best practice to handle ethical issues

Ethical issues are often complex and the approach will vary depending on the specific problem and the resources of the journal. In general, COPE expects that member journals will adhere to these three basic principles to resolve ethical issues and cases of alleged misconduct:

| Journal guidelines and processes must be transparent | Systems must be in place to promptly attend to and resolve all complaints related to publication ethics | Editorial staff must be committed to correcting the literature when needed and following through on requests from institutional investigations |
|---|---|---|
| Provide links to **COPE Guidelines**, flowcharts, and other materials (eg, **ICMJE** authorship and conflict of interest guidelines) | Clearly identify contact information for the person responsible for handling allegations of misconduct | Assure that resources such as **COPE Retraction guidelines**, flowcharts, and access to legal advice, if needed, are available to those tasked with resolving ethics issues |
| These items will clearly inform authors, reviewers, and readers of the processes of submission, review, publication, and grievances | Establish editorial office guidelines about who responds to complaints (eg, in what manner, within what time frame, and what parameters require involvement of legal staff and the publisher). Some journals have an ethics committee; others rely on a sole editor to handle these issues | |
| | Know when and how to liaise with other editors and institutions[1,2] | |

图 1-8　处理出版伦理问题的最佳实践

## 三、应对伦理问题

围绕生物医学研究发展与技术创新和伦理道德的争论一直存在，伦理问题已经受到社会各界的关注，并对学术研究和技术发展产生了一定的影响。面对伦理问题以及各种疑虑和争议，我们应树立正确的认识，发挥不同社会主体的作用，促进学术研究的良性发展和应用。

（1）加强对伦理问题的认识，提高伦理意识。科研人员在研究中及时发现并规范处理有可能的伦理问题和冲突。要正视伦理问题，谨慎思考科学研究与伦理的平衡，分辨清楚问题的实质与核心。只有在平衡这两者的基础上，才能持续地探索和改善人类和动物的生活。科研人员、审稿人和期刊编辑都有义务和责任去提高自身的伦理意识，牢记伦理责任，尊重生命和福祉。

（2）规范伦理审查与监督管理机制。高等学校、科研院所、医疗卫生机构等相关部门应当设立伦理审查委员会并备案，由伦理委员会制定规范，建立常态化、制度化的审查程序、审批标准和惩罚措施，开展实验伦理审查和出版伦理自查自纠，定期对相关人员进行伦理教育和培训并对已批准的研究做好跟踪审查。涉及国家秘密的，在提交伦理审查和获取研究参与者知情同意时应当进行脱密处理。无法进行脱密处理的，应当签署保密协议并加强管理[26]。要从机制上和体制上甚至法律上规范和协调伦理与科学研究的冲突和矛盾。

（3）学术期刊和审稿人要做好伦理问题的把关者。学术出版商不能只考虑营利，而忽视论文质量和学术传播的伦理底线。学术期刊在刊发涉及动物和人的生物医学研究成果时，应当确认该研究经过伦理审查委员会的批准并要求作者提供相关证明，要求作者承诺是否存在出版伦理问题，如潜在利益冲突、一稿多投、抄袭、数据真实性、完整性等。期刊还可以通过期刊编委会或建立自己的伦理委员会，制定处理和解决伦理有关争议的系统流程，有效阻止和预防伦理问题的发生。审稿人也应该持续关注领域内的伦理争议热点，审核研究论文是否符合科学性，是否具有社会价值，是否符合伦理原则的要求，是否违反法律法规的规定等。

## 总结

本节分别讨论了实验伦理和出版伦理。在实验伦理部分，分别阐述了生物医学研究中涉及动物的实验伦理和涉及人的实验伦理，并介绍了相关伦理指南规范和国家标准。在出版伦理部分归纳总结了学术论文出版过程涉及的出版伦理问题，并介绍了COPE提供的出版伦理问题解决指导方案。最后，分别从研究人员、编辑、审稿人、机构、期刊、出版商等学术出版中不同角色出发，强调其在应对伦理问题中的责任与义务，号召不同社会主体共同努力，促进学术研究的良性发展和应用。

# 第四节　英文论文涉及的敏感问题

在生物医学研究和论文撰写中，除了可能涉及的伦理问题（例如地图使用与标注、药物试验、人类基因组测序、干细胞与胚胎学研究等），还可能触及一些敏感问题，这些敏感问题涉及政治、性别、种族以及宗教等。在处理这些敏感问题时，科研人员应该遵循一些原则和规定，以保证研究可以顺利进展。

## 一、政治问题

在生物医学研究和论文发表中，如果牵涉政治因素，可能会出现以下问题。①资金分配：政府、机构或慈善组织可能会对某些研究领域或某些国籍的研究人员提供更多的资金支持。②研究方向：政府或机构可能会优先支持与其利益相关或者其未来重点发展方向相关的研究领域。③数据操纵：可能导致研究数据的操纵或歪曲，以符合特定的政治目标或利益，以致于损害研究的可信度和科学性。④出版偏见：可能导致学术期刊在筛选和发表研究论文时存在偏见，这可能会导致某些研究结果被忽视或被过度强调，从而影响学术界对某些问题的认识，影响学术本身的客观性。⑤伦理问题：可能导致研究中的伦理问题被忽视或被压制。政府或机构可能会为了政治目的而推动或支持某些具有争议性或伦理风险的研究项目。因此，在合规合法的前提下，科研人员开展研究时应该保持相对独立和客观的科研态度，遵循科学方法和伦理原则，保证研究本身客观性和科学性。

除了以上可能因为政治因素出现的问题外，在生物医学研究和论文撰写中，还会涉及多国或多地区作者合作研究和发表论文，以及地图的使用，这些方面牵涉的政治问题往往容易被忽视。因此，作者在开展研究和撰写论文时，应保持严谨、规范，遵循相关的原则，以下将着重讨论。

1. 多国或多地区作者合作研究和发表论文

在多国作者合作研究时，尤其是临床医学多中心研究中经常会涉及，需要注意：①尊重各国的政治立场和主权，避免在文章中表达明显偏袒某一国家或政治势力的观点；②遵守各国的法律法规，避免进行违反法律法规的研究，避免发表违法的言论或内容，以免引起法律纠纷或撤稿；③尊重不同国家的文化差异，避免在文章中表达具有冒犯性或歧视性的言论（见第三章）。另外，对于文章中作者单位地址的标注也应符合对方国家和我国以及期刊认可的标注方式，避免引起不必要的争议和纠纷。

值得一提的是，如果研究和论文合作者中涉及港澳台地区的人员，需遵循相关规定。在《与台湾和港澳地区相关的表述及译法》中有明确规定："①台湾是中国不可分割的一部分，在我国现行行政区域序列中为一省，在新闻报道中表述时通常称其为台湾地区（the Taiwan region）。②在翻译中必须注意避免'一中一台'的误读。台湾与祖国大陆（或大陆）为对应概念，根据语境可使用 China's mainland（Chinese mainland）and Taiwan region，the mainland and Taiwan of China 或 the mainland and Taiwan，其中中国大陆不能译为 mainland China。不能将中国与台湾并列（China and Taiwan）；在表述大陆和台湾官方时，不能使用 Beijing and Taipei。"[29] 同时还规定："①香港的英文译文为 Hong Kong，缩写为 HK，也可使用 Hongkong 的拼法，但同一报刊须保持一致。②澳门的英语译文为 Macao，不使用葡萄牙语 Macau。若引用历史文献时不适用，需要加注解。"另外，根据中国国际贸易促进委员会《关于涉及台湾称谓的规定》允许使用的称谓："①'中国台湾'，英译文为：TAIWAN PROVINCE OF CHINA，或 TAIWAN, CHINA，或 CHINESE TAIWAN；②'中国台北'，英译文为：TAIPEI, CHINA，或 CHINESE TAIPEI。以上英文 TAIWAN 或 TAIPEI 和 CHINA 之间必须有标点，且只能用逗号（, ），而不能用顿号（、）、破折号（——）或斜杠（/）。"[30] 因此，论文涉及港澳台地区合作者时，其地址信息应遵循以上原则，分别写为"Hong Kong, China""Macao, China"和"Taiwan, China"。而对于不符合上述原则的参考文献，作者和编辑应在撰写文章和稿件审核的阶段注意修改或删除。

2. 地图的使用

尽管生物医学类文章使用地图的情况较少，但是如果要使用，需格外慎重。地图除了自身的实用性和便捷性外，更有严肃的政治性、严密的科学性和严格的法定性。地图上的符号、色彩和表现形式体现了一个国家的政治和外交立场，关系到国家和民族利益。"错误表示"和"未经送审"是"问题地图"发生的主要原因，如地图错绘或漏绘，地图获取渠道不正规，未经送审擅自刊发等。有些国界线的错误表达甚至还造成了外交事件，产生不良影响，危害了国家利益和主权完整。因此，规范、正确地使用地图，杜绝"问题地图"的出现，是作者、编辑和期刊的责任和义务。

作者在论文中如果必须使用地图，需要注意：①地图应该清晰、准确，符合精度与分辨率的规定，并且能够传达研究中的关键信息，有效地支持研究目的和结论；②地图应该规范、标准，要从官方认可的有地图编制测绘资质的单位网站上下载使用，例如自然资源部网站（http://bzdt.ch.mnr.gov.cn）和各省级自然资源厅；③地图的使用需合法合规，对应该有的标注信息应该完整，但是一些敏感、不宜公开甚至是涉密的地理数据信息、单位与设施不得标注，对于一些有争议的地区或热点地区的标注，需符合我国的相关规定；④地图公开出版需要提前向有关部门提交审核，遵循"谁公开、谁送审"的原则，即出版物（期刊）需使用地图的，一般应由出版社送审。一般地，自然资源部网站可下载中国和世界地图等，省级自然资源主管部门网站也可下载省级行政区域地图。这些标准地图都自带审图号，使用时应保留，如果有裁切、放大、增加内容，需要重新送审，取得新的审图号。如果作者是向国外的英文期刊投稿，在遵循上述原则的基础上，根据期刊的要求提供地图，不仅要有规范、正确使用地图的意识，还要有政治警惕性，任何时候都不应把发表文章的利益凌驾于国家利益和主权完整之上。

## 二、性别问题

在过去的生物医学研究中，性别歧视（gender discrimination）或性别偏见（gender bias）是一个普遍存在的问题，女性在生物医学研究的各阶段参与比例均不足。许多研究主要基于雄性动物或男性的实验数据，而忽视了女性的独特生理和生物学特征，这导致了许多治疗方法和药物的有效性和安全性在女性身上缺乏足够的证据。尤其是临床试验，以前的临床试验参与者主要为男性，女性的参与率较低，这使得医生在制订治疗方案和药物剂量时缺乏参考，女性往往被当作男性来治疗。然而，研究表明，很多药物的代谢速率、疗效、耐受或不良反应在男性和女性身上存在差异，这些差异主要源于体型大小、脂肪与肌肉的比例，以及其他一系列因素（包括激素水平波动）。若均以男性受试者的药物反应结果制定药物用法用量，可能导致女性用药剂量不足或过量的风险，而女性对于药物产生不良反应的概率比男性高 50% ~ 70%。2006 年，美国一项研究显示，长期服用低剂量阿司匹林可防止女性大脑出现脑血管意外，但对男性而言主要是防止心肌梗死[31]。其中一种解释是男女心血管运行和结构不同（女性的冠状血管较细），因此应该根据性别和病症调整处方。2013 年 1 月，美国食品和药品管理局（Food and Drug Administration, FDA）对美国最常用的一种安眠药——安比恩（ambien）的推荐剂量进行了调整，将女性的使用剂量减少了一半，而男性的使用剂量则保持不变。研究发现，在 570 万名服用唑吡坦（zolpidem，安比恩的主要活性成分）的女性中，有 15% 在服药 8 小时后仍会出现驾驶障碍；相比之下，在 350 万名服用唑吡坦的男性中，只有 3% 出现这种状况。由于唑吡坦在女性体内的平均代谢清除率较男性慢得多，因此必须根据性别调节剂量，以避免不良影响。

为了解决性别差异这个问题，一些国家和机构已经开始推动性别平等的研究。2014 年 5 月，美国国立卫生研究院（National Institutes of Health, NIH）在 *Nature* 上发文宣布 NIH 资助的临床前研究会考虑雌雄两性的差别，以及细胞性别。无论是细胞培养、动物研究，还是志愿者人体试验，所有数据一律要按照性别分别进行分析[32]。2016 年 1 月，NIH 开始要求将性别作为一个生物变量纳入研究设计，如果研究经费申请者只计划研究一个性别，必须提供具有说服力的理由。现在，许多研究都要求在试验中包括足够的女性参与者，并要求对性别差异进行分析和报告，既要保证研究对象的多样性，又要充分考虑不同性别的特殊需求。尽管已经取得了一些进展，但性别歧视仍然存在于一些研究中。因此，需要各方继续努力，提高性别平等在生物医学研究中重要性的认知，尽量消除研究中可能的性别歧视，确保性别平等在生物医学研究中得到充分关注和实施。只有考虑了性别差异，才能更深刻地认知疾病的预防、诊断和治疗，才能获得更准确、更有效的治疗方法和药物，以满足不同性别患者的需求并提供更好的个性化医疗方案。例如，过去对于心血管疾病研究主要关注男性，而忽视了女性的独特风险因素和症状。然而，研究表明，心血管疾病在女性中的发病率和死亡率也很高。因此，现在该领域的研究越来越关注女性的心血管健康，并提供针对女性的预防和治疗方法。类似地，以往对于乳腺癌的研究主要集中于女性，而今研究人员越来越重视男性乳腺癌的风险因素和质量方法的研究。

## 三、种族问题

生物医学研究中的种族问题是一个复杂而敏感的话题。虽然科学研究应该是客观、公正和无偏见的，但有时候群体遗传学中关于种族的因素可能会影响研究的设计、数据分析和结果解释，并导致潜在的不良事件。一方面，不同种族在某些疾病的发病率、易感性或对药物治疗反应上的差异是客观存在的，这可能是遗传因素、环境因素、文化和社会经济因素等多种因素的综合作用。例如，在一些非洲人群中发现高频的与镰状细胞贫血或 α- 地中海贫血相关的常见变异，这种变异在非洲疟疾流行地区较多，而在非疟疾流行地区的其他人口中则很少或不存在。这种等位基因的存在对严重的疟疾有保护作用，因此提供了生存的优势。因此，研究人员可能会将种族作为一个重要的变量来考虑，以了解这些差异的原因和影响。然而，种族因素在研究中的使用也可能引发一些争议和伦理问题。例如，如果研究者在设计实验时将种族作为一个主要变量，可能会对某些种族群体造成歧视或偏见；另一方面，种族资源作为一种宝贵的基因库资源，如果被某些国家或不法分子利用，研发针对某些种族特有基因的"武器"，那么可能造成灾难性的后果。

我国科学技术部于 2023 年 6 月宣布，自 2023 年 7 月 1 日起，我国开始正式实施《人类遗传资源管理条例实施细则》（见附件 1-9）。该细则将人类遗传资源信息限定在"人类基因、基因组数据等信息资料"范围内，不包括临床数据、影像数据、蛋白质数据和代谢数据。因此，B 超、CT、PET-CT、磁共振、X 射线等影像数据，介入、眼底镜、内镜、皮肤镜、病理诊断等图片数据，不涉及人群基因研究的血常规、尿常规、肝肾功、血生化等一般实验室检查信息，身高、体重等生长发育指标，问卷信息，影像学 / 图片结果数据等均不在人类遗传资源监管范围。另外，明确了"人类遗传资源材料包括所有类型细胞、全血、组织 / 组织切片、精液、脑脊液、胸 / 腹腔积液、血 / 骨髓涂片、毛发（带毛囊）等，其他不含细胞的人体分泌物、体液、拭子等无须申报"，尿液、粪便、血清、血浆等可能含有极少量脱落、残留或游离细胞或基因的生物样本不再纳入人类遗传资源材料管理范围[34]。《人类遗传资源管理条例实施细则》以相关法律为基础，以问题和实际需求为导向，不仅加强了人类遗传资源管理，促进人类遗传资源有效保护和合理利用，还从法规层面细化完善了《生物安全法》和《人类遗传资源管理条例》的监管规则，为涉及人类遗传资源研究和论文撰写提供了更明确、更严谨、更有效的指引和监管。

附件 1-9
《人类遗传资源管理条例实施细则》

**案例：基因图谱"泄密"事件**

复旦大学牵头的 26 家单位组成的研究团队于 2023 年 6 月在 *Nature* 发表题为 *A pangenome reference of 36 Chinese populations* 的研究论文。论文公布了未报道过的中国人群基因组序列中 590 万个小变异和 3.4 万个结构变异，涉及中国 36 个少数民族的 58 个核心样本 116 个高质量和单倍型从头组装的测序集合，其中某些序列信息与 DNA 修复、免疫反应以及寿命等重要功能相关（图 1-9）[33]。

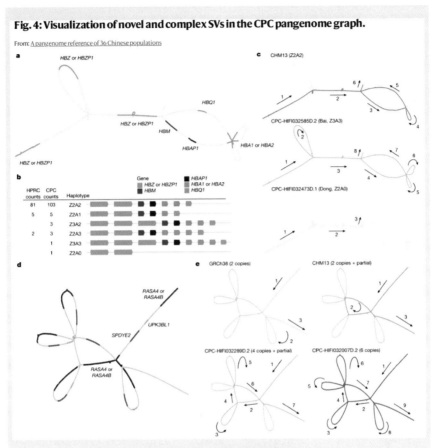

**Fig. 4: Visualization of novel and complex SVs in the CPC pangenome graph.**

From: A pangenome reference of 36 Chinese populations

图 1-9　论文中的研究结果图

　　论文发表之后，引发了负面的社会舆论。有些人认为，该研究泄露了中国人基因图谱这样的绝密信息，研究团队打着"科学无国界"的幌子做出了损害国家利益的事情。研究相关结果若被不法分子利用，根据相关信息研发针对中国人的基因武器，后果不堪设想。

　　探索人类不同种族人群的遗传多样性可以增加对于疾病遗传易感性的理解，为疾病的风险预测、筛查预诊断以及精准医疗提供重要信息，并促进基因组全球公平惠益，但是相关研究和论文都应该在合法的前提下进行和发表，不仅要确保研究不涉及泄露机密或隐私，研究的设计和实施没有歧视和偏见，同时还要尊重参与者的权益和尊严。

## 四、其他敏感问题

在生物医学研究中，如果涉及不同宗教信仰或文化习俗，可能会牵涉伦理、道德和价值观念等方面的冲突，这可能对研究设计或医疗决策产生影响。例如，人体胚胎研究、基因编辑技术、人工流产、器官移植、安乐死等，可能会与某些文化或宗教里关于生命起源、生命尊严或者是生命终结等方面的观念冲突。在临床中，患者的最大利益与宗教信仰相冲突是很常见的。印度教徒和佛教徒倾向于素食，穆斯林和犹太教徒则限制食用某些食物。尽管这不一定对健康有负面影响，但它证明了个人信仰对营养的影响，例如，一些疾病和病理需要特殊的饮食，但当其宗教信仰禁止食用某些食物时，这可能会带来冲突。

在生物医学研究和论文撰写中，需要考虑不同宗教信仰和文化习俗对研究和实践的影响，充分尊重不同信仰和文化的价值观和习惯，同时也需要在伦理委员会和相关文化宗教机构的指导下进行研究，以保证研究活动符合伦理规范和文化宗教习俗。另外，在处理生物医学研究中的敏感问题时，科研人员应该充分考虑隐私和伦理问题，在管理、使用、储存和共享研究中产生的数据时，采取适当的措施实现对敏感信息和相关个体、机构权益的保护，使之不被泄露或滥用，例如在论文研究成果发表时通过匿名化处理数据、使用加密技术和限制数据访问。这有助于建立研究的可信度和合法性，获得更广泛意义的社会支持，以促进生物医学研究的可持续发展。

## 总结

本节讨论了生物医学研究与论文撰写中涉及的政治、性别、种族和宗教等敏感问题。研究人员和期刊编辑在处理敏感问题时，应全面考虑，充分尊重不同性别、种族、信仰和文化的价值观和习惯，保证研究活动符合伦理规范和文化宗教习俗，以免因为敏感问题处理不当造成撤稿或负面社会效应。

# 第五节 人工智能辅助论文写作

## 一、AI 辅助学术出版

随着人工智能（artificial intelligence，AI）的迅速发展，AI 生成工具正在改变传统的学术出版流程：在内容生产方面，AI 工具在文稿编修、内容校对等环节的应用，优化了传统出版业的工作模式和流程，提高了出版商生产运营效率；在印刷方面，AI 技术不仅加快了印刷链的效率，还能通过文献挖掘和语义检索等方式加速印刷版本的分类；在发行和推广方面，AI 能够分析、融合不同的用户需求，使出版商更好地了解其受众的情况，实现出版资源的多载体呈现和多渠道发行，打破出版传播的时空性，提升效率与读者体验。此外，一些 AI 写作工具可以用于自动生成文档，例如 ChatGPT（conversational generative pre-trained transformer）；一些工具可用于检测内容重复性，如 CrossCheck；还有一些写作黏合剂工具可以进行语言翻译或润色，这些工具可以帮助研究人员提高学术输出的效率。

AI 辅助写作工具是语言、科技发展的综合集成，在科研论文写作中广受青睐。尽管目前还不能像真正的科研人员一样写出富有创造性和逻辑性的文章，但作为科研论文写作辅助工具，不仅可以帮助科学家和研究人员更好地理解和发掘自然语言，还可以为大数据提供有效的挖掘能力，促进复杂任务的实现并在应用中不断学习，不断校正升级，来适应人类需求，辅助人类文明在智能层面进一步跨越升级。然而，AI 辅助学术写作有可能存在以下风险：①数据的可靠性。大语言模型（large language models，LLMs）是基于现实世界的语言数据预训练而成的，数据偏见性可能生成有害或错误的内容，作者在使用 AI 来辅助论文写作需要仔细甄别回答中数据和资料来源的真实准确性，降低错误或虚假的数据影响学术可信度的风险。②数据安全性。作者需要针对 AI 工具收集的数据进行来源检查，避免直接发表一些未经发表和授权的数据。③语言表述正确性。作者需要对 AI 润色过的内容进行二次检查，以保证表达准确流畅。

## 二、ChatGPT 及其应用

ChatGPT 是由人工智能研究实验室 OpenAI 于 2022 年 11 月发布的聊天机器人模型，它是一种基于深度学习技术并针对自然语言处理的预训练模型。作为一款大型语言模型，在传统语言模型训练技术的基础上进一步增强了神经网络的性能，通过学习大量的文本数据来获取语言知识，使其能够进行语言理解、生成和对话交互，甚至能完成撰写邮件、论文、代码，生成图像、视频，以及翻译等任务。

ChatGPT 强大的功能和性能使其可以应用于不同领域和场景，为人们提供智能化、高效的语言交流和信息服务。在科研领域，ChatGPT 可以针对提出的问题，提供相关信息，帮助研究人员解决实验中遇到的问题，还可以帮助研究人员检索信息，使不同领域之间的跨学科知识转移更加容易。目前，ChatGPT 在生物医学研究中已被用于结构预测、药物设计、高通量筛选、多模态诊断模型等方向。

在学术出版领域，ChatGPT 可以加快学术研究和论文写作的速度，提高论文生产流程的效率，促进学术研究和出版的进步。在论文写作中，ChatGPT 可以帮助科研人员快速进行文献检索和资料整合；可以进行不同语言的翻译以及语言的修改润色，根据作者的需求生成论文的段落和摘要等，甚至利用预设的模板、关键字或信息帮助用户自动生成各种类型的文本，实现自动化写作。在稿件生产流程中，ChatGPT 可以辅助编辑和审稿人审查稿件内容，使稿件编辑修改、查重检测、内容校对等环节的效率大大提升。

ChatGPT 在自然语言处理领域有着诸多优势，可以高效、全面、系统地输出文本，灵活性强，能快速适应不同场景，并且精通古今中外各学科知识，比传统语言模型更加准确和可靠。但是，目前研发的 AI 辅助写作工具还不够完善，缺点包括：①训练速度慢，工作状态不稳定，对于有些复杂的问题答不上来或答非所问；②即使针对问题给出答案或解决办法，也不一定是正确的，多数时候解答都很笼统，语句也有很大的随机性；③无法像真正的论文写作一样添加参考文献；④只能总结过去的经验和知识，无法评估或预测未来的研究。在自然语言处理领域，ChatGPT 的出现带来了革命性的改变，但仍然有待在计算效率、存储空间和语言表达能力上进行改善。

基于 ChatGPT 的深度学习框架，目前已经衍生了多种辅助科研论文写作的工具。例如，ChatPaper 可以实现从学术谷歌等搜索引擎及预印本平台批量下载论文并归纳总结，从而帮助科研人员快速检索论文、提取信息。ChatImprovement 可以对论文进行语言润色、翻译、语法错误检查及代码剖析，除了可以生成修改内容，还能给出修改的原因。使用 ChatImprovement 可以让研究人员的学术论文语言更加流畅，写作更地道。ChatGenTitle 是基于 LLaMA 模型和上百万条预印本平台上面的论文信息训练出来的，可以根据论文的摘要生成更加合适的论文题目。ChatReviewer 可以分别从论文的优点、缺点、建议和评述等方面辅助编辑或审稿人给出审稿意见，尽管意见可能不全面或缺乏针对性，但是作者可以借助这一工具在投稿前查漏补缺，进一步提高稿件质量。相对应地，ChatResponse 可以帮助作者更全面地回复审稿意见。目前，最新的 GPT-4o（"o"代表"Omnimodel"，即全能模型）具有文本、语音、图像三种模态的理解力，可以接收文本、音频和图像的任意组合作为输入，并实时生成文本、音频和图像的任意组合输出，反应极快还带有感情，甚至通人性。

## 三、AI 出版伦理

AI 工具在学术研究和论文写作中的使用率正在迅速提升，ChatGPT 已经在正式发表的学术论文和各大预印本出版平台中以作者的身份亮相。2023 年 4 月发表于 *The Pediatric Infectious Disease Journal* 上标题为 *To ChatGPT or not to ChatGPT? The Impact of Artificial Intelligence on Academic Publishing* 的论文，ChatGPT 被列为作者，并且这篇论文在 Web of Science 上还被归为了高被引论文[35]。同样，一篇发表于 *Oncoscience* 上，关于抗真菌药物雷帕霉素（rapamycin）的文章 *Rapamycin in the context of Pascal's Wager: generative pre-trained transformer perspective*，ChatGPT 也被列为了作者（图 1-10）[36]。

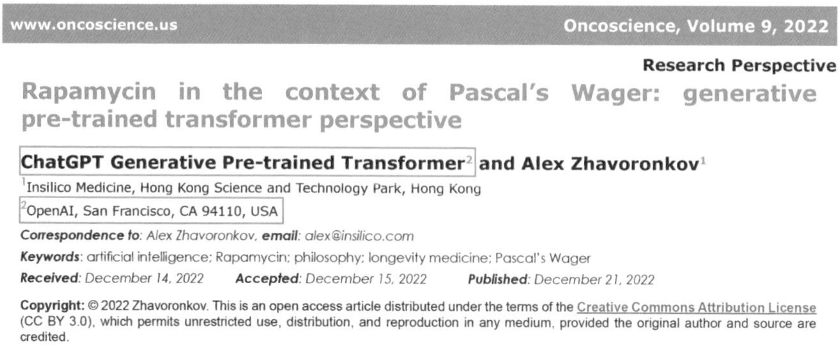

www.oncoscience.us      Oncoscience, Volume 9, 2022

**Research Perspective**

Rapamycin in the context of Pascal's Wager: generative pre-trained transformer perspective

**ChatGPT Generative Pre-trained Transformer**[2] and Alex Zhavoronkov[1]

[1]Insilico Medicine, Hong Kong Science and Technology Park, Hong Kong

[2]OpenAI, San Francisco, CA 94110, USA

**Correspondence to**: Alex Zhavoronkov, **email**: alex@insilico.com

**Keywords**: artificial intelligence; Rapamycin; philosophy; longevity medicine; Pascal's Wager

**Received**: December 14, 2022     **Accepted**: December 15, 2022     **Published**: December 21, 2022

**Copyright**: © 2022 Zhavoronkov. This is an open access article distributed under the terms of the Creative Commons Attribution License (CC BY 3.0), which permits unrestricted use, distribution, and reproduction in any medium, provided the original author and source are credited.

**图 1-10　ChatGPT 被列为学术论文作者示例（橙色方框标示）**

　　AI 工具的滥用，引发了学术出版界的担忧。学术出版界面临的问题是该如何应对 AI 在撰写学术论文中的潜在用途？使用 AI 工具并不是非法或者不符合出版伦理的，AI 工具在很多方面为出版商、期刊和作者起到积极的辅助作用。AI 工具可以更快更高效地分析整理大量的文本数据，减少人工分析的投入，从而提高论文写作和学术出版的效率，例如可以进行论文查重和语法纠正，可以挑选并推荐合适的同行审稿人，可以标记元数据，识别重复的图像，甚至可以根据编辑挑选的重点文章生成封面图。因此 AI 工具应该考虑其提供帮助的程度，具体使用关键因素应该是确定责任和使用的明确性。无论作者使用什么工具来协助，基本原则是他们必须能够对输出及其原创性负责，并做出相应的声明。

　　COPE 于 2023 年 2 月在其官网上发表了关于人工智能和作者身份的立场声明，指出：人工智能工具不能被列为论文的作者（图 1-11）[37]。

因为 AI 工具不能满足作者的要求，它们不能对提交的论文负责。作为非法律实体，它们不能声明是否存在利益冲突，也不能管理版权和许可协议。声明中强调在撰写稿件、作图或收集和分析数据时使用 AI 工具的作者，必须在论文中（如材料和方法）披露如何使用 AI 工具以及使用了哪种工具。作者对其稿件的内容负全部责任以及任何违反出版道德的行为负责。

# Authorship and AI tools

## COPE position statement

The use of artificial intelligence (AI) tools such as ChatGPT or Large Language Models in research publications is expanding rapidly. COPE joins organisations, such as WAME and the JAMA Network among others, to state that AI tools cannot be listed as an author of a paper.

AI tools cannot meet the requirements for authorship as they cannot take responsibility for the submitted work. As non-legal entities, they cannot assert the presence or absence of conflicts of interest nor manage copyright and license agreements.

Authors who use AI tools in the writing of a manuscript, production of images or graphical elements of the paper, or in the collection and analysis of data, must be transparent in disclosing in the Materials and Methods (or similar section) of the paper how the AI tool was used and which tool was used. Authors are fully responsible for the content of their manuscript, even those parts produced by an AI tool, and are thus liable for any breach of publication ethics.

图 1-11　COPE 关于人工智能和作者身份的声明

　　针对相关的问题，学术界最主要的应对措施与观点就是政策封堵、禁止使用或限制性使用。目前，已有数千种学术期刊明令禁止或限制投稿作者使用 ChatGPT 撰写或编辑论文。2023 年 1 月，*Science* 主编发表题为 *ChatGPT is fun, but not an author* 的社论[38]。在文章中，他明确表示 *Science* 不接受使用 ChatGPT 生成的论文投稿，因为 *Science* 要求投稿论文必须是原创的，所以不能抄袭 ChatGPT 生成的文本，更不能将 ChatGPT 列为论文作者。但后续，*Science* 又发布了新的编辑政策，表明 *Science* 及其子刊撤销 AI 使用禁令，指出对于论文中的图像和文本，只要在"方法"部分按要求披露，即可使用 AI 生成工具和大语言模型。*Nature* 也在投稿指南中明确规定："Corresponding author(s) should be identified with an asterisk. Large Language Models (LLMs), such as ChatGPT, do not currently satisfy our authorship criteria. Notably an attribution of authorship carries with it accountability for the work, which cannot be effectively applied to LLMs. Use of an LLM should be properly documented in the Methods section (and if a Methods section is not available, in a suitable alternative part) of the manuscript." 归纳起来的意思：①任何大型语言模型工具都不能成为论文作者；②如在论文创作中使用了相关工具，作者应在"方法"或"致谢"等适当的部分明确说明[39]。

爱思唯尔（Elsevier）旗下 *Cell* 和 *The Lancet* 也表示不能将 AI 工具列为作者，且论文作者不能使用 AI 工具取代自己完成关键性任务，例如解释数据或得出科学结论，作者必须声明他们是否以及如何使用 AI 工具。本着尊重作者的前提，Elsevier 对于 AI 审稿人和编辑使用 AI 工具也有相关的规定：审稿人或编辑不应该将 AI 工具用于辅助稿件的审查、评估或决策过程。不应将作者的稿件或其任何部分上传到公共的 AI 工具中，因为这可能侵犯作者的著作权、数据隐私权等。各大预印本出版平台也陆续对稿件使用 AI 工具进行了约束。例如，bioRxiv 规定作者需对所提交内容的准确性、完整性和原创性负责，作者需在稿件中详细说明如何使用 AI 工具，并且任何 AI 工具和 LLMs 都不应该被列为文章的作者。

关于文章不允许 ChatGPT 作为作者署名，这并非不尊重数字人的权利，而是可以确保知识产权得到有效的保护，同时也可以给研究人员、作者和其他创作者一个公平的环境，有助于避免知识产权的滥用，保护创造性研究和创新，避免抄袭或恶意使用等侵权行为。目前已经有很多软件和程序可以通过情感分析、语法分析、词汇比较以及机器学习等技术检测 AI 生成的论文，以更好地保护原创作者的合法权益以及维护学术出版物的质量，例如 GPTZero。GPTZero 的原理是通过检测文本的"困惑度"（perplexity）和"爆发度"（burst），并使用机器学习判断该文本是由人类还是由 OpenAI 的 ChatGPT、谷歌的 Bard 等 AI 工具生成的。"困惑度"是一种衡量文本随机性的度量标准，同时也是衡量文本是否对语言模型熟悉的标准。如果一段文本非常随机、混乱或对语言模型来说很陌生，它就会有很高的困惑度，并且更有可能是人类生成的。而"爆发度"指的则是句子的复杂度。人类往往会变换句子长度，并且在写作中会有"爆发"，而 AI 语言模型则更加一致。

人工智能生成内容（AI-generated content，AIGC）不断渗透到人们的生产生活中，为经济社会发展带来新机遇的同时，也产生了传播虚假信息、侵害个人信息权益、数据安全和偏见歧视等问题。2023 年 7 月，国家互联网信息办公室等七部委联合发布了《生成式人工智能服务管理暂行办法》，该办法明确指出，无论是提供还是使用生成式人工智能服务的一方，都应当遵守相关的法律法规，尊重社会公德，并恪守伦理道德[40]。因此，无论是科研人员、期刊编辑或者审稿人在使用 AI 工具时，一定要把握好度，既要学习和利用 AIGC 的技术优势，服务于学术出版，又要监管并防范 AIGC 的滥用，确保其生成的内容遵循学术出版规范，质量符合期刊出版的要求。AI 工具是辅助科研人员提出假设、设计实验、理解结果和撰写论文的工具，但是对研究和论文最终的责任人是科研人员本身，包括对论文、数据、引用资料来源的核实并承担责任。相应地，从期刊出版方的角度来讲，如果在作者未申报使用 AI 工具的情况下，期刊应开发一套细致的审查程序并利用相关技术进行检测。随着技术的发展，AI 技术将为出版行业双向赋能，将为学术出版行业提质增效，推动学术出版的繁荣发展。

## 总结

本节概述了 AI 辅助学术出版尤其是论文写作的各种工具，讨论了其应用场景和优缺点，并重点强调了这些工具在出版伦理规定下的合理使用。总之，科研人员在使用 AI 工具辅助科研和论文写作，一定要符合期刊的相关规定，而期刊也应制定相应的管理规范避免 AI 工具的滥用以及保护知识产权。

# 参考文献

［1］SCHULZ K F, ALTMAN D G, MOHER D, et al. CONSORT 2010 statement: updated guidelines for reporting parallel group randomized trials[J]. Annals of Internal Medicine, 2010, 152(11): 726-733.

［2］CHAN A W, TETZLAFF J, ALTMAN D, et al. SPIRIT: new guidance for content of clinical trial protocols[J]. The Lancet, 2013, 381(9861): 91-92.

［3］刘雪梅, 刘倩茜, 钟旭姝, 等. 医学期刊应重视临床试验注册 [J]. 编辑学报, 2010, 22(2): 118-121.

［4］PAGE J M, MCKENZIE J E, BOSSUYT P M, et al. The PRISMA 2020 statement: an updated guideline for reporting systematic reviews[J]. British Medical Journal, 2021, 372: n71.

［5］STROUP D F, BERLIN J A, MORTON S C, et al. Meta-analysis of observational studies in epidemiology: a proposal for reporting. JAMA, 2000; 283(15): 2008-2012.

［6］陈耀龙. 医学研究报告规范的发展与简介 [J]. 兰州大学学报（医学版）, 2022, 48(1): 1-4.

［7］GAGNIER J J, KIENLE G, ALTMAN D G, et al. The CARE guidelines: consensus-based clinical case reporting guideline development[J]. Journal of Medical Case Reports, 2013, 7(1): 223.

［8］CHAMBERS C D. Registered Reports: A new publishing initiative at Cortex[J]. Cortex, 2013, 49(3): 609-610.

［9］Center for open science. Registered Reports: Peer review before results are known to align scientific values and practices[EB/OL]. [2023-03-06]. https://www.cos.io/initiatives/registered-reports.

［10］CHEN Y L, YANG K H, MARUSIC A, et al. A reporting tool for practice guidelines in health care: The RIGHT statement[J]. Annals of Internal Medicine, 2017, 166(2): 128-132.

［11］International Committee of Medical Journal Editors. Recommendations for the conduct, reporting, editing, and publication of scholarly work in medical journals[EB/OL]. (2023-05-01)[2023-06-28]. https://www.icmje.org/icmje-recommendations.pdf.

［12］缪弈洲，张月红. 科研诚信建设背景下贡献者角色分类（CRediT）标准解读及应用建议 [J]. 出版与印刷, 2021(2): 1-6.

［13］Contributor Roles Taxonomy[EB/OL]. [2023-03-31]. https://credit.niso.org.

［14］胡昌杰. ORCID，全球学者的唯一身份标识码 [J]. 中华内分泌代谢杂志，2018, 34(2): 171-172.

［15］潘秋岑，苏俊宏，张立新，等. ORCID在我国学术期刊中的应用现状及启示 [J]. 中国科技期刊研究, 2020, 31(2): 223-228.

［16］COPE Council. COPE Flowcharts and infographics—Undisclosed conflict of interest in a submitted manuscript—English[EB/OL]. (2022-11-08)[2023-04-10]. https://doi.org/10.24318/cope.2019.2.6.

［17］COPE Council. COPE Flowcharts and infographics—Undisclosed conflict of interest in a published article—English [EB/OL]. (2022-11-08)[2023-04-10]. https://doi.org/10.24318/cope.2019.2.7.

［18］Disclosure of interest[EB/OL]. (2021-02-01)[2023-04-10]. https://www.icmje.org/disclosure-of-interest.

［19］Thorp HH. Genuine images in 2024[J]. Science, 2024, 383(6678): 7.

［20］Mansournia MA and Nazemipour M. Recommendations for accurate reporting in medical research statistics[J]. The Lancet, 2024, 403(10427): 611-612.

［21］GB/T 35892-2018. 实验动物福利伦理审查指南 [S].

［22］PERCIE DU SERT N, HURST V, AHLUWALIA A, et al. The ARRIVE guidelines 2.0: updated guidelines for reporting animal research[J]. PLoS Biology, 2020, 18(7): e3000410.

［23］LIVINGSTONE M S. Triggers for mother love[J]. PNAS, 2022, 119(39): e2212224119.

［24］WORLD MEDICAL ASSOCIATION. WMA declaration of Helsinki—ethical principles for medical research involving human subjects[EB/OL]. (2022-09-01)[2023-04-12]. https://www.wma.net/policies-post/wma-declaration-of-helsinki-ethical-principles-for-medical-research-involving-human-subjects.

［25］TAN T, WU J, SI C Y, et al. Chimeric contribution of human extended pluripotent stem cells to monkey embryos ex vivo[J]. Cell, 2021, 184(8): 2020-2032.

［26］中华人民共和国国家卫生健康委，中华人民共和国教育部，中华人民共和国科学技术部，等. 关于印发涉及人的生命科学和医学研究伦理审查办法的通

知 [Z]. 2023-02-18.

［27］常唯，张莹，白雨虹.期刊编辑部在做好出版伦理防控中的责任——Light: Science & Applications 的实践探索 [J]. 中国科技期刊研究 , 2019, 30(1): 9-13.

［28］COPE Council. COPE Flowcharts and infographics—General approach to publication ethics for the editorial office—English. https://doi.org/10.24318/cope. [EB/OL]. (2019-02-24)[2023-06-06].

［29］袁林新 . 涉及台湾的参考文献著录差错及修改建议 [J]. 编辑学报 , 2022, 34(5): 575.

［30］中国国际贸易促进委员会 . 关于涉及台湾称谓的规定 [Z]. 2005-08-01.

［31］CLAYTON J A, COLLINS F S. Policy: NIH to balance sex in cell and animal studies[J]. Nature, 2014, 509: 282-283.

［32］BERGER J S, RONCAGLIONI M C, AVANZINI F, et al. Aspirin for the primary prevention of cardiovascular events in women and men: a sex-specific meta-analysis of randomized controlled trials[J]. JAMA, 2006, 295(3): 306-313.

［33］GAO Y, YANG X F, CHEN H, et al. A pangenome reference of 36 Chinese populations[J]. Nature, 2023, 619(7968): 112-121.

［34］关于发布人类遗传资源管理常见问题解答的通知 [EB/OL]. (2023-09-12)[2024-02-05]. https://www.most.gov.cn/tztg/202309/t20230912_187931.html.

［35］Curtis N, ChatGPT. To ChatGPT or not to ChatGPT? The impact of artificial intelligence on academic publishing[J]. Pediatric Infectious Disease Journal, 2023, 42(4): 275-275.

［36］CHATGPT, ZHAVORONKOV A. Rapamycin in the context of Pascal's Wager: generative pre-trained transformer perspective[J]. Oncoscience, 2022, 9: 82-84.

［37］COPE Council. Authorship and AI tools[EB/OL]. (2023-02-13)[2023-05-28]. https://publicationethics.org/cope-position-statements/ai-author.

［38］THORP H H. ChatGPT is fun, but not an author[J]. Science, 2023,379(6630): 313.

［39］Nature Publishing Group. Brief guide for submission to Nature[EB/OL]. [2023-05-28]. https://www.nature.com/nature/for-authors/initial-submission.

［40］沈锡宾 , 王立磊 . 人工智能生成学术期刊文本的检测研究 [J]. 科技与出版 , 2023(8):56-62.

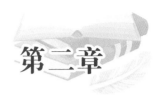

# 第二章

# 英文期刊投稿

关于论文的出版流程，其实从研究选题就开始了，一直延续到论文发表后的推广与交流环节，接着又延伸到后续研究和新的成果发布，这个连续递进的过程中每个步骤都是环环相扣的。本章首先按论文的发表流程依次从选刊、投稿、审稿、修回、接受或拒稿、生产、宣传推广介绍每个步骤，强调其中容易疏忽的环节，并结合出版专业知识，从编辑的角度给出建议。其次，介绍预印本出版这一新兴的论文发表模式的发展历史和优缺点。最后，介绍论文撤稿的原因和影响，以及应对策略。

## 第一节 论文投稿过程

### 一、选择期刊

作者选择期刊投稿时应重点关注期刊的目标受众，期刊在学术圈的声誉以及期刊是否发表过相关的文章。期刊在学术圈的声誉不仅仅是看其影响因子（impact factor，IF），还要考虑其在学科领域内的排名、学术圈的口碑等。IF 作为衡量期刊被学术界认可程度的指标，反映了论文的引用强度，是评价期刊质量的一个重要指标。IF 最初是由尤金·加菲尔德（Eugene Garfield）提出的，目的是向图书馆员提供哪些学术期刊值得订阅的建议。科睿唯安（Clarivate Analytics）每年定期在期刊引证报告（journal citation reports，JCR）中公布被 SCIE（science citation index expanded）收录期刊的 IF，并且自 2023 年起 Web of Science 核心数据库的所有期刊都将赋予 IF，包括 SCIE、SSCI（social science citation index）、AHCI（arts & humanities citation index）、ESCI（emerging sources citation index）。由于 IF 的易用性和普及性，常常被滥用于评价作者和机构的学术水平，甚至有期刊操纵 IF 的分值来吸引稿源和提高影响力。许多研究表明，在评价期刊质量方面，IF 不够完善也不够严谨，但由于没有其他被广泛认可的指标来替代，学术出版界仍然依赖这个评价指标[1]。

因此，作者在投稿时不要盲目追求 IF 高的期刊，应结合实际来选择期刊，具体有以下几点选刊建议：①使用与文章研究相关的关键词在数据库中进行检索，使用文献数据库来匹配最适合该研究工作的期刊，例如在 JCR 官网（https://jcr.clarivate.com/jcr/home）检索研究的关键词或学科领域名称，会出现与检索词高度相关的期刊列表；②分析在研究开展和论文撰写中引用文献所在的期刊，这些期刊跟研究工作往往是高度相关的；③参考期刊资料汇总的工具网，这类工具网站上会有关于期刊出版周期、审稿周期、稿件接受率、实时 IF 以及期刊官网和投稿网址等关键信息；④导师或学术领域前辈的建议，因为他们对该领域的期刊发文喜好和发文难度是比较了解的，作者在投稿之前最好征求他们的建议；⑤参考目标期刊的投稿指南，有可能会对文章长度或图表数量有限制，并有关于收费和是否开放获取的介绍以及同行评议模式和大致周期。如果作者认为自己的研究很重要，不能根据相应要求修改，最好重新选择合适的期刊。有的作者可能由于经费有限，投稿时还会考虑文章发表费用，包括版面费或文章处理费，而有些作者会考虑自己研究的传播度，在选择投稿期刊的时候还会考量期刊是订阅还是开放获取（详见本章第四节）。

作者在选择和甄别目标期刊时有以下四点需要注意：

（1）识别掠夺性期刊（predatory journal）。掠夺性期刊是以营利为目的期刊，通常存在文章质量差、拒稿率低甚至不拒稿、不择手段地吸引投稿、缴费即可发表等情况，这些期刊的做法对科研环境造成了恶劣的影响，在国际上引起了越来越多的关注。因此，投稿时需仔细辨别，判断目标期刊是不是正规期刊，再进行投稿。判断掠夺性期刊通常可以从这类期刊的特点入手：①编造或缺失期刊的主编和编委会；②用非正规的邮箱地址发送大量垃圾邮件引诱投稿；③通过设立相同或类似的期刊名称和网站来效仿正规期刊；④没有专业的投审稿系统，要求作者通过邮件或是在网站上提交；⑤缺乏严格的同行评审流程，拒稿率低；⑥投稿须知简略，发表领域范围广，缺乏稿件处理流程、伦理政策等；⑦发表大量低质量的论文；⑧不适当地或欺诈性地使用国际标准期刊号（international standard serial number，ISSN），所发表论文也没有 DOI 号，说明该刊是没有正式注册获批出版发行的期刊。另外，作者还可以使用数据库检索辨别期刊，数据库中会列出所收录的期刊的学术指标、出版情况等详细信息，或者在公布掠夺性期刊的网站上检索。目前已有上万种期刊被列入掠夺性期刊列表，以下两个网站可供作者们在选择投稿的期刊时参考，避免陷入掠夺性期刊的陷阱，分别是 *Beall's List of Predatory Journals and Publishers*（https://beallslist.net/beallslist.net）和 *Stop Predatory Journals*（https://predatoryjournals.com/journals）。

（2）避开"水刊"。所谓"水刊"，其最大的特点就是期刊载文量大，发表范围宽泛，发表门槛低，向这类期刊投稿也称"灌水"。跟掠夺性期刊的区别是，这些"水刊"是正规期刊。"水刊"通常学术质量较低、权威性不高、自引率高、审稿流程快、发表周期短，被大量科研单位预警（例如，中国科学院文献情报中心每年都会公布《国际期刊预警名单》，提醒科研人员这些期刊在运营中可能有不规范的行为）。在这类期刊上发表论文，不管是项目申请、职称申报还是毕业都不被认可，因此作者在投稿时应审慎选择，尽量筛除这些学术地位不被认可的期刊。

（3）避开被预警的期刊。这些期刊有可能随时被数据库剔除（dropped），科研人员如果在这类期刊发表论文，其前期的研究工作可能因为期刊的数据库收录情况发生变动而不被认可，这是很可惜的，因此作者投稿时也应尽量避开这类期刊。以 JCR 为例，每年都会公布一些被"镇压"的期刊，这些期刊通常因为过度自引（self citation）、引文堆叠（citation stacking）、自我堆叠（self stacking）而被"镇压"，不公布当年的 IF。还有一些期刊也会因为引用或出版问题，被列为编辑关切（editorial expression of concern）的期刊，这类期刊是数据库给出了提醒，当年还是会有 IF，但如果提醒之后仍没有整改，就可能被采取更严厉的措施。还有一种情况是期刊被列为待评估期刊（on hold），经评估如果这些期刊未能达到 SCIE 的收录标准，将最终从 SCIE 中移除。如果目标期刊被列为待评估，则说明期刊因为质量问题正在被数据库进行重新评估，而在重新评估过程中，期刊新发表的文章不会在 Web of Science 中被检索到。期刊不被 SCIE 收录的情况包括发表文章质量下滑、自引率过高、发文量变动过大、更换刊名和 ISSN 号、期刊停刊、不符合出版规范、学术诚信有问题，因此作者在投稿前一定要检索目标期刊最新的数据库收录情况和出版信息。

（4）避免按照 IF 从高到低的期刊依次投稿。有的作者习惯于从本学科领域排名第一的期刊开始由上到下依次投稿，这其实是非常浪费时间和精力的做法。如果目标期刊范围明确，就瞄准一两个符合自己文章水平和发表范围的目标期刊投稿；如果目标不明确，可以根据上述选刊建议在学科领域高、中、低三档中，每个档次选择 1 ～ 2 个期刊投稿。

生物医学常用的期刊和文献检索数据库和搜索引擎：① Web of Science 是由科睿唯安管理运营的科学文献引用数据库，包含自然科学、社会科学、人文科学等领域的学术期刊、会议论文、书籍、专利等。该数据库提供了丰富的检索功能和学术指标计算，可以帮助用户进行文献引用分析、学术评估和研究视角拓展等。② Scopus 是 Elsevier 旗下全球规模最大的文摘和引文数据库，涵盖了两万多种期刊，以及书籍、会议文集、专利及网页。Scopus 检索内容丰富，学科覆盖广泛，其主要功能包括提供快速检索、基本检索、作者检索和高级检索，以及多种检索结果精练模式，可提供标准的全文链接，还支持作者或机构的检索和分析以及检索网络和专利信息。③ PubMed Central（PMC）由美国国家生物技术信息中心（National Center for Biotechnology Information，NCBI）创建和管理，是一个免费获取生物医学和生命科学的全文数据库，其核心原则是对所收录期刊的全文开放获取。④ MEDLINE 是由美国国家医学图书馆（National Library of Medicine，NLM）建立的文献索引数据库，提供其收录的生物医学类期刊的文章标题、摘要和作者等信息，但不提供全文。⑤ PubMed 是 NLM 所创建的，以提供生物医学领域的文献搜索服务为主的平台，是生物医学领域文献检索的重要途径。PubMed 收录了 PMC 和 MEDLINE 中的所有文献。⑥公共文献检索平台或网站，如谷歌学术等。

综上所述，作者在详细分析并确定好投稿期刊以及类型以后，可以着手开始投稿。正式投稿前，需要再次仔细阅读对应期刊最新的投稿指南，对文章内容、格式等排版要求进行对照修改。

## 二、投稿指南

期刊通常在其官网或投稿系统中发布投稿指南（instructions for author 或 author guidelines，又称为作者须知），不言而喻，是指作者必须知道并遵守的规定。投稿指南提供了作者向目标期刊投稿所需的必要信息，包括发表范围、文章类型、文章格式、免责条款、订阅或开放获取政策、收费规定、稿件处理流程等。严格遵守投稿指南是稿件顺利发表的第一步，这不仅可以节约编辑的时间和精力，还能避免因为稿件形式上不符合期刊的投稿要求，而在初审被退回甚至拒稿。在期刊越来越重视知识服务的前提下，有些期刊推出了多语种的投稿指南，以满足全球作者的需求，因为母语理解起来会更容易更清晰，如：BMJ 就在其官方网站推出了中文版本的投稿指南供下载。

期刊的发表范围（scope）往往和期刊的历史（history）、发展使命（mission）、目标（aim）以及数据库收录情况（index）一起介绍。期刊的发表范围中常常见到的一句描述是"include but not limited"（包括但不限于），适用于发表主题较多，但是无法在主页完全涵盖的部分内容。作者每一次投稿都应认真阅读期刊的发表范围，哪怕是以前投过的期刊也是需要再次认真阅读，因为期刊的发表范围可能会随着领域内科技的不断进步而更新，尽管期刊标题在一定程度上限制了期刊的发表领域，但是子领域以及综合类期刊是不受限制的，因此这一部分一定要重点关注。

大多数期刊都会通过列表或按条目逐一列举本刊所发表的文章类型（article types），并附上每种类型文章的大致要求。作者在投稿前需首先评估自己的稿件是属于期刊的哪种具体文章类型，再根据相应的类型选择投稿。需要注意的是，有的期刊会在发表范围部分顺便介绍期刊发表的文章类型，而不再单独说明。期刊会根据发表的文章类型给出一个总的格式要求，或者每一种文章类型都附上具体的格式要求。文章的格式包括稿件文本格式、内容结构、必要元素、字数、图表以及参考文献等。除了文章标题、摘要和关键词，正文中最抓眼球的就是图表，因此作者应保证图表尽量规整，图表要素齐全，图题和表题简明扼要，图注和表注要充分说明问题，让读者能在不看正文的情况下，单独看图表就能理解该图表要表达的意思。图片一般要以通用的图片格式（.jpg 或 .tif 格式）独立于正文单独上传提交，因为放在正文 Word 或 PDF 文件中，图片容易被压缩，而导致分辨率下降，不符合期刊的要求。表格必须以单独的 Word 或 Excel 文件等可进行编辑排版操作的文件格式提交，经常有作者把表格以图片格式提交，而被退回修改的情况发生。另外，参考文献在正文中和列表中的索引格式，这些细节都是需要注意的（详见第一章）。越来越多的期刊对于格式的要求都在淡化，很多国际出版商都接受自由格式投稿（format-free submission）。自由格式投稿无须担心稿件格式是否符合特定期刊规范，只需确保全文引用的格式统一，就算稿件被拒，也不需要花费太多的精力为了转投其他期刊而反复修改格式。一旦文章被接受，由期刊负责统一排版以符合期刊的发表要求。作者需要根据目标期刊的投稿指南，认真修改稿件之后再提交。正文中每部分要做好规划，哪种文章类型需要有哪些元素，以及每一部分需要阐述哪些内容，目标期刊都是有要求的，如 *JAMA* 和 *NEJM*。因此，如第一章所述，作者在写文章的时候就要根据目标期刊的要求来铺陈，以免后续投稿再进行大的改动。

通常投稿指南中还包括目标期刊的稿件处理流程，包括审稿模式、审稿周期，每个稿件状态的意思及相应操作，让作者在每一步都能做到心中有数。除了针对文章的要求，投稿指南还包含一些关于出版政策的内容。在免责声明中会告知对于利益冲突、实验伦理和出版伦理的规定与声明要求。

同时，投稿指南中也会告知有关期刊著作权（copyright）、开放获取（open access）和再次使用的授权（permission to reuse）等相关内容。对于已接受发表的文章，投稿指南中有相应的收费标准以及减免政策，以及文章录用后清样校对和在线出版流程等细节。

期刊的投稿指南体现了目标期刊在该领域学术出版的共性与个性，作者应充分把握共性、尊重个性，仔细阅读投稿指南，并根据相关规定进行修改，使稿件符合目标期刊的要求，对目标期刊表现出充分的尊重是稿件成功发表的重要前提。有的期刊会在投稿指南中附上检查清单（checklist），目的是让作者在投稿前自行核对稿件是否符合投稿指南的每项要求，作者核对并勾选之后，在正式投稿时按照要求上传检查清单。有些期刊还会在投稿指南部分留下主编或编辑部的联系方式，如果作者在投稿中遇到任何问题，都可以通过邮件或是电话咨询，体现出了期刊的个性化、专业化的服务。

## 三、投稿前咨询

投稿前咨询（pre-submission inquiry）是指作者在正式投稿之前，向目标期刊咨询稿件是否符合期刊的发表范围或近期发表计划的过程。与正式投稿不同的是，投稿前咨询可以迅速得到期刊的反馈，无须花费时间完成烦琐的投稿流程，甚至可以同时向多个期刊提交投稿前咨询。如果目标期刊对研究感兴趣，还可以得到优先审查的机会。因此，当作者不确定稿件是否适合目标期刊或者担心自己的研究成果被抢发，投稿前咨询是一个节省时间和精力的选择。此外，投稿前咨询是与期刊建立联系的有效途径，不仅是作者向期刊展示自己研究的机会，清晰、简明、扼要的阐述还会给编辑留下良好的印象，便于让编辑为稿件做出快速的评审和建议。如果期刊对作者的投稿前咨询作出了积极回应，那么文章成功发表的概率将大大提升，但也并不能保证一定会被接受，因为仅通过文章简介，编辑无法对文章的质量进行全面评估，还是需要经过完整的审稿流程来作出决定。

撰写投稿前咨询需要注意以下 4 点：①要了解期刊的发表范围，联系与自己研究领域相关的期刊，切忌"广撒网"，无差别地向各种期刊提交投稿前咨询，尤其是有的作者一味追求影响因子，缺乏对文章适用性的判断，往往会给编辑留下不好的印象。②应认真了解期刊政策，并根据目标期刊的规范选择适合的方式进行投稿前咨询。不同的期刊对于投稿前咨询所要求提交的内容有所区别，有的期刊需要向编辑部或编辑发送邮件咨询，有的期刊则专门提供了在线投稿前咨询表单，作者可以在线填写并提交，一般在两三个工作日就能收到关于文章的适用性反馈，例如 *NEJM*（图 2-1）[2]；还有的期刊对于某些文章类型要求作者必须提交投稿前询问，例如，观点、评论或方法类文章。③用专业、精练的措辞，突出研究的主要结论，强调其新颖性和重要性，并阐述该研究与期刊发表范围和读者群的相关性，让编辑在最短的时间了解研究的价值并决定其是否适合目标期刊。通常可以附上稿件的标题和摘要，帮助编辑对研究全面了解，切忌发送稿件全文，这可能适得其反，违背了投稿前咨询的初衷，并且有可能被视为正式提交稿件，这样的话作者再向其他期刊提交稿件，就相当于一稿多投了。④投稿前咨询是作者和稿件给编辑的第一印象，因此内容避免使用千篇一律的模板，需针对目标期刊个性化地撰写投稿前咨询，措辞不能过于笼统。

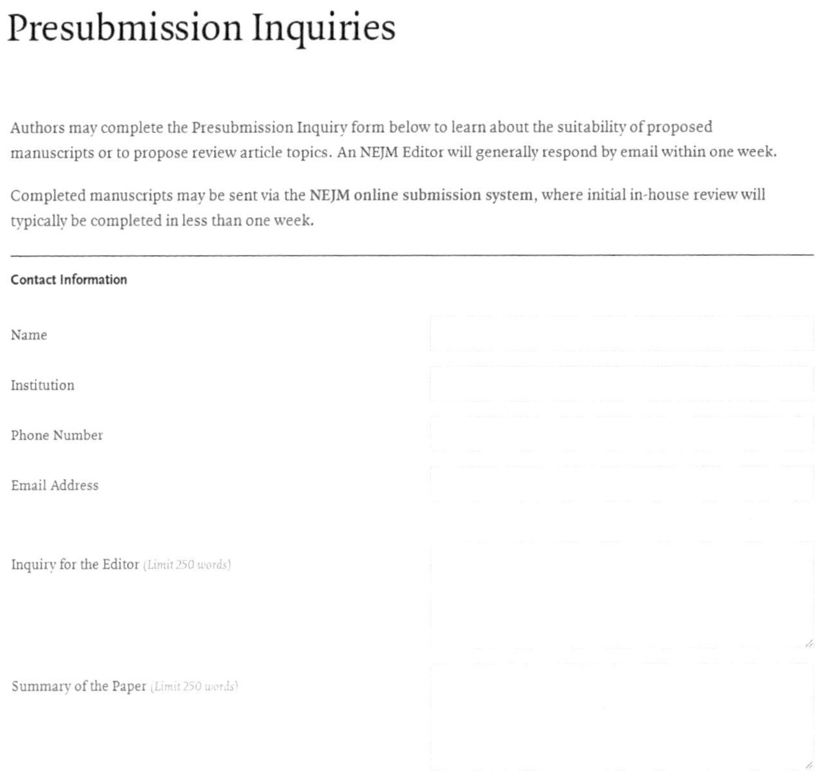

# Presubmission Inquiries

Authors may complete the Presubmission Inquiry form below to learn about the suitability of proposed manuscripts or to propose review article topics. An NEJM Editor will generally respond by email within one week.

Completed manuscripts may be sent via the NEJM online submission system, where initial in-house review will typically be completed in less than one week.

**Contact Information**

Name

Institution

Phone Number

Email Address

Inquiry for the Editor *(Limit 250 words)*

Summary of the Paper *(Limit 250 words)*

图 2-1　投稿前咨询在线表单（以 *NEJM* 为例）

　　投稿前咨询一般需要包括以下几个部分。①称呼问候：称呼一般是"Dear Editor"，但如果能了解到期刊主编的姓名，直接提到主编的名字，这会给目标期刊留下好印象；②介绍目的：简短描述研究的问题、方法和主要结果，突出研究的重要意义和新颖性；③阐明适用性：把研究与目标期刊的发表范围相联系，强调该研究适合期刊读者；④结尾：感谢编辑百忙之中阅读投稿前咨询，并希望编辑给出建设性的意见，例如：稿件还不够完善，请编辑给出修改意见，以提升文章质量，或是稿件不适合目标期刊，请编辑建议其他合适的期刊；⑤署名：提供作者完整的信息。此外，还可以再附上文章标题和摘要，可以让编辑对作者的研究有更完整的概念，以辅助判断稿件的适用性。

**投稿前咨询的示例文如下：**

Dear Dr. Li,

We are a cutting-edge interdisciplinary research team of Sichuan University, and we have a research article entitled "Machine Learning Stratifies Neuroblastoma Risk with Intra-cellular Microbiome Profiles" ready to submit to *Precision Clinical Medicine.*

The manuscript used the machine learning to investigate the microbial signatures based on RNA-seq data for risk stratification of neuroblastoma. we reported a new risk assessment indicator and found its classification ability is related to CREB over-activation, leading to tumor proliferation and survival differences. Our research team feel that this manuscript fits well for the scope and audience of your journal.

We deeply appreciate your consideration of our manuscript, and look forward to receiving your comments.

Sincerely yours,

*San Zhang*

Dr. San Zhang

School of Medicine, Sichuan University

No. 37, Guoxue Alley, Chengdu 610041, China

相对于投稿信来说，投稿前咨询往往容易被作者忽视。然而，越来越多的期刊鼓励作者提交投稿前咨询，因为这样编辑可以在不审阅整篇稿件的情况下，就能快速了解文章内容，一定程度上减少了编辑的工作量。

## 四、投稿信

投稿信（cover letter）起源于以书信的形式投稿的年代，是出现在稿件的最上面像封皮一样的说明信，用于介绍稿件的研究亮点和重要价值以便让编辑做出初步评判，所以叫"cover letter"。后来，发展为电子邮箱投稿，稿件也是随投稿信邮件附上。而今，大多数学术期刊都有投审稿系统，投稿信被整合到系统里面，成为作者提交稿件的一个重要步骤。尽管不是所有的期刊都要求提交投稿信，但是投稿信是作者和文章给编辑的第一个正式的印象，对于期刊编辑来说，如果作者提交了投稿信，能使他们尽快捕捉到文章的研究亮点，快速判断文章是否符合期刊的发表范围。一封亮眼的投稿信，可以让编辑对文章感兴趣，吸引他们去进一步阅读全文，增加被送审的概率。相较于投稿前咨询来说，投稿信是文章正式提交到目标期刊的重要组成部分，因此内容要更详细，措辞要更加专业和正式，也不应出现任何语法或拼写错误，否则会给期刊编辑留下不好的印象（详见第三章）。

投稿信篇幅一般限定在一页以内，确保内容简洁明了，并且采用大学或研究机构专用信件模板显得更为正规专业。在格式和内容上，投稿信一般包括：①信头（heading），写在页面的右上角，地址的排序按由小到大的顺序，这部分是起源于书信投稿的时代，随着投稿方式更新，信头部分内容可以省略；②称呼（salutation），通常使用"Dear editor"比较安全和正式，同样地，如果能查询到主编的姓名，直接称呼主编的姓，显得更为尊重，例如"Dear Dr. Li"，最好避免"Dear Sir/Madam"这样笼统的称呼；③开篇引言（opening），开门见山，写明想投稿到贵刊，写清楚稿件的标题、文章类型和目标期刊名称；④正文（body），简要阐述研究回答的科学问题和研究的主要发现，突出研究的创新性和重要性，强调文章的价值以及与目标期刊的相关性，表示该刊读者会有兴趣阅读本文，如果稿件有向其他期刊投稿的历史，一定要加以说明并附上审稿意见，进一步还可以简单描述针对审稿人的问题，以及对之前的稿件作出了哪些修订和改进；⑤结尾（ending），主要是承诺和声明，承诺该稿件或稿件的部分研究结果没有在其他期刊上公开发表，如果文章已在预印本平台发表或者有部分内容在公开的学术会议上以口头报告（oral presentation）、壁报（poster）、会议摘要（meeting abstract）的形式发表过，需要一一列出，不然期刊就认为作者缺乏学术诚信并且稿件存在一稿多投的风险，而在声明部分需要说明所有作者已经审阅过稿件，认可了所提交的稿件内容，并同意提交给目标期刊，同时也可说明作者之间是否有利益冲突，如果涉及动物和人的实验，还需要进行伦理声明；⑥签名（signature），落款最好是文章的通讯作者，并提供研究机构、联系方式等完整的作者信息，而且通讯作者采用手写签名会显得更为诚恳和正式，会给期刊留下良好的印象。

**投稿信的示例文如下：**

Dear Dr. Li,

We are excited to share the results of our study and submit our manuscript "Novel cell-culture system for studying hepatitis B virus infection" for publication in the esteemed journal *Precision Clinical Medicine*.

Chronic HBV infection is a significant health problem, affecting 295 million people worldwide. In China, 78 million people are affected and it is the leading cause of chronic viral hepatitis, cirrhosis and hepatocellular carcinoma in the country, which accounts for nearly 50% of new liver cancer cases globally each year. Currently no effective treatments are available, and the research in this area has been slow because of the difficulty in establishing an adequate cell culture system.

The present report describes the first cell culture system that includes all the stages of the infection cycle. This system may prove useful for developing effective treatments against HBV infection, so it is likely to be of interest for both clinical and basic researchers.

We affirm that this work has not been submitted for publication in any other journal. Parts of this work were presented as an oral presentation at the 2022 National Conference on Hepatitis Infection. We also confirm that all authors have read and approved the contents of the manuscript as submitted. Thank you so much for your time and consideration.

Sincerely yours,

Dr. San Zhang

School of Medicine, Sichuan University

No. 37, Guoxue Alley, Chengdu 610041, China

## 五、投稿

目前，国际期刊常见的投稿系统是 Editorial Manager 和 ScholarOne Manuscripts，有少部分期刊使用自建平台进行投稿。全球四大国际出版商中 Elsevier 和施普林格·自然（Springer Nature）两大巨头出版社旗下大多期刊都使用 Editorial Manager 投稿系统，部分期刊使用 eJournal Press 系统，Willey 出版社的期刊使用的是 ScholarOne Manuscripts 投稿系统，而 Taylor & Francis 旗下期刊则分别使用了 Editorial Manager、ScholarOne Manuscripts 和 Submission Portal 这 3 种投稿系统。

以 ScholarOne Manuscripts 投稿系统为例（图 2-2），一般投稿过程分为以下几个步骤：

（1）进入期刊的投稿系统，注册投稿账号，如作者有 ORCID 号，也可关联到期刊投稿账号中。

（2）按照投稿系统的要求和提示完成稿件提交，包括：①选择文章类型；②输入文章标题和摘要（注意字数限制）；③上传文章正文、图表、附件等各部分；④填入关键词（注意关键词有个数和字符数的限制）；⑤加载或输入作者信息及顺序；⑥填入推荐或回避的审稿人，姓名、机构、邮箱等必要信息；⑦上传、输入或勾选其他稿件细节信息，如投稿信、基金信息、图表个数和字数、原创性声明、伦理声明、利益冲突以及付费等选项。

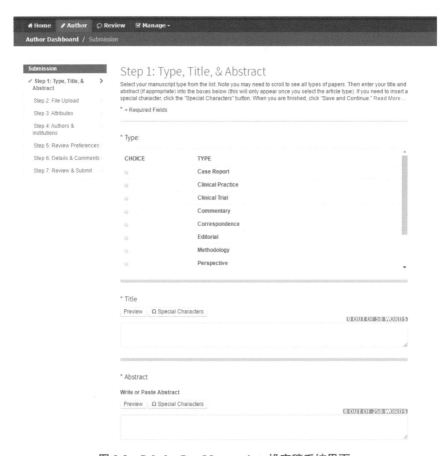

**图 2-2 ScholarOne Manuscripts 投审稿系统界面**

（图片截自 *Precision Clinical Medicine* 投审稿系统）

（3）在完成所有的文件上传、信息填写和必要选项勾选之后，在最终提交的前一步，系统会强制要求作者核查系统生成的稿件 PDF 文件。这一看似多余的步骤，往往被作者忽略，其实在这一步作者看到的稿件预览文件正是期刊编辑和审稿人看到的状态，作者可以趁这一步再检查一下所有文件是否上传齐备，上传顺序是否正确（通常是按照正文、图表、附件的顺序），图表是否符合要求，文件转换为 .pdf 文件是否可以正常显示等，待作者最终确认之后再点击"submit"（提交），系统会发一封邮件确认作者已经成功提交到目标期刊，并为稿件分配稿号，才算完成投稿操作。投稿完成之后，作者在投稿系统中可以随时查询稿件的处理状态。

## 六、投稿后几种情况

期刊在收到作者提交的稿件后，首先会进行初审。初审主要是审核稿件是否在期刊收稿范围内，稿件原创性、新颖性和科学性，稿件信息的真实性（作者身份、机构和基金信息等）以及稿件的完整性（图表和附件等是否齐全、格式是否正确）和可见性。以 ScholarOne Manuscripts 投审稿系统为例，多数学术期刊初审的检查清单如图 2-3 所示。

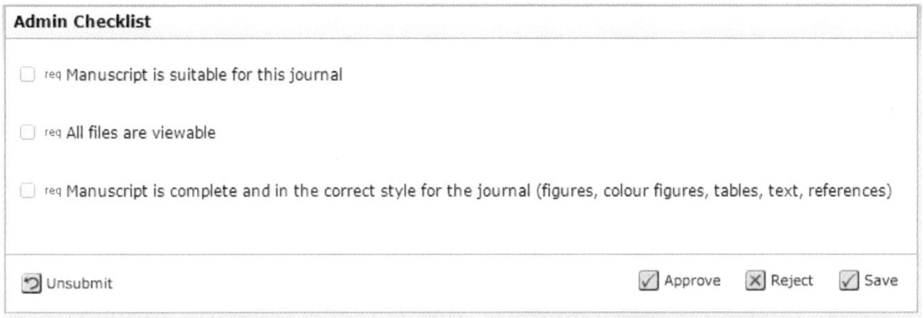

**Admin Checklist**

- req Manuscript is suitable for this journal
- req All files are viewable
- req Manuscript is complete and in the correct style for the journal (figures, colour figures, tables, text, references)

Unsubmit　　　　　　　　　　　　　✓ Approve　✗ Reject　✓ Save

图 2-3　ScholarOne Manuscripts 投审稿系统初审检查清单

其中原创性是通过内置于投稿系统中的查重软件来检测的。国际上大多数学术期刊都使用 CrossCheck 审查稿件的重复率（similarity rate）。CrossCheck 是 CrossRef 首创并由 iThenticate 提供支持的多语种论文抄袭检测软件，以确保提交稿件的学术诚信，其功能由两部分来实现，包括基于全球学术出版物所组成的庞大数据库和基于网页的检验工具，其中基于网页的工具可用于编辑过程中鉴别相似文档，生成对比报告，并通过分析去判断是否存在学术剽窃行为[3]。CrossCheck 查重系统旨在防止学术抄袭、剽窃和欺诈等学术不端行为，保护学术研究和学术出版的原创版权，帮助学术出版界严正学术风气。因此，在 CrossCheck 系统查重是作者向英文学术期刊投稿前必要的检测步骤，提前检测可避免重复率过高被拒稿的风险，不过 CrossCheck 软件是需要付费使用的。需要注意的是，作者在投稿时不要有侥幸心理，认为在投稿信中不提及文章之前在预印本平台上发表过或部分内容已经公开发表过，就不会有问题。其实不然，系统在查重这一步是能检测到的，因此作者投稿时及时披露相关信息，才能给编辑留下诚信的好印象。

初审是文章发表工作流程中非常重要的一环，这一步稿件在编辑手中（with editor）确定下一步流程。通过初审，大部分质量低或者不符合期刊发表范围的稿件就会被筛掉，这不仅可以为期刊编辑减少后续的工作量，节约运营成本，提高工作效率，还避免了过度消耗审稿人，影响期刊声誉，对于作者来说，在初审这一步被拒绝了，也节省了作者的时间，让作者可以去选择其他更合适的目标期刊。

在稿件完成初审环节之后，通常有4种结局：送审（under review）、拒稿（reject）、转投（transfer）和退回（unsubmit）。送审是指稿件已经通过初审，编辑认为可以派给审稿人评审，至此稿件进入下一个处理流程，即同行评议。没有通过初审的稿件就会被拒稿、转投或退回。拒稿，大部分稿件会在这一步被拒绝，能够进入同行评议的稿件只有很少一部分；转投：目标期刊觉得稿件不适合在自己的期刊发表，但是会向作者推荐同一出版商旗下，领域类似的其他期刊，以避免稿源流失；退回：稿件可能在格式或内容方面不符合期刊的要求或者稿件中提及的文件没有完整上传（例如，图表缺失或者附件不全），稿件会被退回作者，作者修改好之后可以重新提交（详见第二章第四节）。

## 总结

本节从选择合适的期刊，根据投稿指南准备文章，到提交文章对文章出版流程的第一步进行了全面介绍，说明了选刊的重要性，并提出了建议和注意事项。在投稿指南中，强调作者应关注期刊的发表范围、文章类型和格式要求等。在投稿前咨询和投稿信部分，分别举例说明了撰写要点。接着，以实例介绍了具体投稿过程，最后归纳了投稿后的情况，为介绍后续出版流程做下铺垫。

# 第二节  论文返修

## 一、同行评议

通过初审的稿件，会被分配给期刊副主编或学术编辑，安排进入同行评议。这一步稿件在审稿人手中评审（under review），不同投稿系统显示的稿件状态可能有所区别。同行评议是期刊的学术基础，也是稿件出版过程最重要的环节。同行评审模式已经运行与发展了 300 多年，是实现学术出版公平性，内容多样性、开放性以及学术自由交流和学术进步的保证。通常，稿件会被发送给多个同领域的专家进行评审，这些评审专家将对该文章学术研究的整体质量、正确性、严谨性、创新性、应用价值等重要指标进行仔细评估，甄别与过滤低质量的研究与文章。目前，国际学术期刊主要采用以下 5 类方式进行同行评议。

1. 单盲、双盲、三盲同行评审

关于如何避免同行评审学术偏见有很多争论。最常见的同行评审形式是"单盲"评审（single-blind peer review，也称封闭性同行评审），即审稿人知道作者的身份，但匿名发表评论。这种评议模式有一定的保密性，流程相对简单，且能有效避免作者在同行评审过程中对审稿人决策的干扰与影响。但是，因为审稿人单方面知道作者的身份，可能会因为学术圈的人际关系，导致审稿人的意见产生主观偏倚。即使在学术圈见多识广的资深编辑也无法调查或证实学术圈的利益链或"派系斗争"。因此，在作者投稿时，系统里面有专门针对审稿人的两个选项：推荐审稿人（suggested reviewer）和回避审稿人（opposed reviewer）。推荐审稿人不仅可以协助期刊加快文章的审查与处理过程，而且有可能提高文章的接受率，而回避审稿人通常是列出学术圈的恶性竞争对手和可能会有主观偏见的同行专家。有的期刊可能会要求简单描述推荐或回避这些审稿人的原因，说明是否有利益冲突。

双盲式同行评审（double-blind peer review）是指在同行评议过程中作者和审稿人都不知道对方的身份，这种评审模式保证了作者无法干预审稿人的评审结果，并且可以有效消除审稿人对于作者的偏见。但是双盲同行评审流程较为烦琐，增加了期刊编辑的工作量，而且遵循双盲评审原则的期刊都会要求作者单独提供文章的标题页与匿名正文内容。在较窄的学科领域中，即使是双盲同行评审，由于作者的写作风格、前期研究基础或者基金项目等信息，也会容易暴露身份信息，也就失去了双盲的意义。

三盲同行评审（triple-blind peer review）相对少见，即在评审过程中，期刊编辑、审稿人和作者三方的信息均不公开。这种评审模式可为作者提供最大的保护，有效避免编辑或审稿人对作者的偏见，但评审过程较为烦琐、耗时长。

2. 开放式同行评审

开放式同行评审（open peer review）是开放科学的重要组成部分，包括开放审稿人身份、开放评审意见和开放参与评审等形式。相比之下这种评审方式透明度高，可以在一定程度上解决传统同行评议过程中不透明、缺乏激励等问题。但由于身份是公开的，审稿人的评审意见可能会大打折扣。有的学术期刊鼓励透明化同行评议，会将审稿意见、作者回复与文章一同发表。目前开放式同行评审主要分为发表前开放评审和发表后开放评审。作者提交到预印本出版平台的稿件，就是采用发表前开放评审的方式，而发表后开放式评审，是指论文发表会在线公开接收评审或评论[4]。随着开放科学进程的推进，开放式同行评审也不断推广，被越来越多的学术期刊采纳。

3. 级联同行评审

稿件的级联同行评审（cascading peer review）模式，即在同一出版集团内的同领域期刊之间进行分级排序，如果稿件被某一层级的期刊退稿，在征得作者同意的前提下，将被拒稿的论文连同审稿意见在不同层级期刊间转移传递，直至找到最合适的期刊并发表。这种评审模式不仅能解决寻找审稿人的压力，还能加快稿件的发表周期，提高运行效率，降低管理成本，有利于期刊集群的集约化管理。目前，国际主要学术出版集团均采用该评审模式，如 Springer Nature、Elsevier、威立（Wiley）等。级联同行评审改变了作者投稿策略和投稿模式，对争夺稿源和稿源的分流起到了积极的作用[5]。对于审稿人来说，这种评审模式可以避免审稿人被不同期刊邀请多次审阅同一文章。

4. 集体审稿

2021 年，细胞出版社（Cell Press）推出了"集体审稿"（community review）模式，这种评审模式是在级联评审模式基础上的又一次革新。在集体审稿模式下，作者可以同时选择 Cell Press 旗下多本期刊同时投稿，避免了一轮又一轮的同行评审，提高了从论文投稿到正式出版的效率，并且稿件的送审率和最终被接受的概率也会更高。当作者提交论文并选择集团审稿模式后，还会有一位专职编辑指导选刊并协助作者走完整个出版流程，对于作者来说大大节省了时间与精力。

5. 两阶段同行评议

两阶段同行评议（two-stage peer review）适用于注册报告这类文章。注册报告的审稿方式不同于传统的学术论文，它是通过对作者拟定的研究方案及完整的论文分别进行同行评议的，因此注册报告的评审会分为两个阶段进行（图 2-4）[6]。注册报告的第一阶段同行评议评审的内容是作者在数据收集之前提交的研究方案。这一阶段评审，审稿人着重的是研究核心问题的重要性和新颖性，研究设计的严谨性，研究方法的可行性，以及是否符合目标期刊的发表标准。通过第一阶段评审的报告，可以被期刊予以原则上接受，只要该研究在实际执行的过程中遵循研究方案中的方法，文章就会在通过第二阶段同行评议后被发表。但是，在两个阶段评审的中间，作者也可能会撤稿。撤稿的原因可能是研究方案发生改变而与注册报告中的设计不符合，作者可以选择撤回注册报告并重新提交新的注册报告；也可能是研究过程中，作者发现研究结果不如预期或不符合假设，且研究不再具有科学价值，作者往往会选择撤稿；

还可能是在研究过程中一些外界的因素，如时间和资源限制、合作伙伴变化、出版商政策变化等，导致注册报告中方案未能实现，在这种情况下，作者可能会选择撤回注册报告以避免未能履行对期刊的承诺。有的期刊会公布撤回稿件的题目、作者姓名和第一阶段评审的摘要，以及撤稿原因。

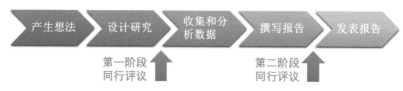

**图 2-4　注册报告同行评议流程（翻译自 Center for Open Science 官网）**

注册报告的第二阶段同行评议是在作者提交了包含研究结果和讨论的最终稿件之后进行的再审核。第二阶段的同行评议主要评估研究是否按照预注册的研究方案进行试验，并结合实验数据判断结论是否可信，这个阶段的评审侧重于研究的完整性、严格性和彻底性。在通过两个阶段的同行评议之后，论文被最终发表。

评审专家在完成审稿之后，可能会给出如下几种评审结果与建议：①接受发表（accept，又称录用）；②小修（minor revision），要求作者根据具体评审意见与问题对研究进行调整或对文章细节进行修改；③大修（major revision），要求作者重新整理研究内容、补充实验和相关数据或对文章进行大幅修改和调整；④拒稿（reject），包括推荐转投同一出版商旗下其他期刊。同行评审专家对稿件提出的推荐建议应该有充分的依据，并详细解释，以供作者学习并提高稿件质量。期刊一般需要收集 2 ~ 5 位审稿人的意见，然后主编根据这些意见进行终审，决定稿件的命运。学术期刊所使用的同行评议方式通常会在期刊官网的相关政策中标明，也会在对同行评审专家的审稿邀请信中写明。因此，在选择目标期刊投稿时，可将期刊所采用的同行评议模式以及评审周期作为一个参考因素。

随着新兴的评审模式不断衍生和发展，同行评议的效率大大提高了。

尽管多年来同行评议由于评审过程不透明、审稿缺乏激励、抑制创新、编辑难以找到合适的审稿人等缺点饱受争议，但这一过程也是稿件发表流程中无可替代的环节，需要各方积极参与，共同提升稿件质量，并推动稿件最终被发表出来。Publons 的出现为这些问题提供了一个解决方案。Publons 是一个同行评议认证平台（https://publons.com/wos-op），可将审稿工作和学术评论转化为可衡量的产出，一站式地记录审稿人为学术期刊所进行的同行评审和编辑工作。这在一定程度上让审稿人的工作得到了肯定与尊重，不仅能激励研究人员积极参与并认真对待同行评议工作，同时也便于期刊发现合适的审稿人。

## 二、回复信

回复信（response letter）和本章第一节提到的投稿信一样，也是属于英文信件，因此格式上也要符合英文信件的基本要求，包括称呼、正文、结束语和签名。回复信实际上是回复给期刊编辑和审稿人的，虽然正文可能大多数时候是回复审稿人的具体审稿意见，但是这个过程是属于期刊编辑的工作流程，一般来说一篇稿件是会由指定编辑全程跟踪处理的，并且有的期刊还会给出编辑意见（editor's comments）需要作者修改回复，因此回复信的称呼一定要包含编辑和审稿人，以"Dear Editor/Reviewers"开头，以示尊重。

正文部分，首先仍然是感谢编辑和审稿人，感谢他们抽出宝贵的时间和精力处理和评审这篇稿件，同时要写上文章标题和稿号以方便查阅。然后，概述修改内容，表示已对照编辑和审稿人的评审意见做出了修改和回复，还需要明确在原文中以什么形式呈现（是修订模式还是黄色高亮），常用"revised manuscript with track changes"或者"changes are highlighted in yellow"来表示。接下来，以点对点（point-by-point）的形式对审稿人和编辑提出的意见逐一进行回复。有的作者直接把自己的回复列出来，而不列出审稿人的问题，这会给审稿人和编辑留下不好的印象。因为，论文修改周期往往较长，通常是 1 ～ 2 个月的时间，审稿人在百忙之中抽空评审稿件，在二审时如果不列出审稿人当时提出的问题，就需要花费精力去回忆和查找评审意见，会给编辑和审稿人增加额外的评审负担。所以，在格式上，要先把审稿人的问题列出，然后以点对点的形式针对审稿人提出的每一个疑问进行回复，回复通常以"Reply"或"Response"开头。作者可以用简单的格式差异来区分审稿人的问题和回复的内容，这样更加一目了然，让审稿人的工作变得省力。然后，回复的第一句话仍然是表示感谢，如"Thank you for your comments/suggestions."。英文学术期刊审稿人绝大多数是没有报酬的，稿件评审对他们来说是除本职科研工作外的额外负担，是他们对科学研究做出的贡献，因此回复审稿人的每一条评审意见都需要表示感谢与尊重。接下来，在内容上对于不同的问题要分情况应对：①根据审稿人提出的问题作出了相应修改，那么首先是对审稿人提出的问题表示赞同，表明已经根据意见认真修改，概述是如何用额外的数据或修改来解决这些问题的，同时可以把修改之后的内容放在该条问题的回复中，也可以请审稿人参见修改后的正文，并在回复中标明正文修改处的页码和段落，尽量减轻审稿人的工作负担。②如果审稿人提出的问题改不了，超出了这篇文章的研究范围或作者团队当前的研究能力，那么需要如实陈述为什么这个问题改不了，使用了什么替代方案来验证，以及补充哪些相关实验数据和图表，并且可以礼貌地表示关于审稿人提出的疑问可以在团队今后的研究中进行验证。③如果审稿人提出的观点不正确或者作者不认同，那么需要礼貌地表达不同意见，从专业角度进行解释并提出证据，必要时添加参考文献佐证。需要注意的是，作者在回复信中忽略审稿人和编辑提出的问题是最致命的，务必做到有问必答，有理有据。另外，针对非母语国家的作者投稿，审稿人或者期刊编辑通常会要求稿件进行语言润色，并出具有相应资质机构的语言润色证明。

结尾部分，通常以再次感谢审稿人和编辑收尾，表示希望能通过评审顺利发表。署名和投稿信的要求一致，把通讯作者的单位和相关信息都附上，并且署上签名。

以下是回复信的示例，既包含上面提到的写作格式，也包含在内容上如何逐条回复审稿人的意见。

Dear Editor and Reviewers,

We thank you for your time and constructive critiques to improve our manuscript. We have addressed the reviewers' comments point-by-point below and revised the manuscript accordingly (highlighted in yellow). In addition, we have improved the language of the article and corrected grammatical errors and improper words to avoid ambiguity.

**Reviewer 1**

*I consider this study of great interest for the community of Learned Publishing. The research problem has been well-presented, and there is a clear coherence between the research question, objective, methodology, and results. The results are clear and well-discussed, also recommendations and limitations are coherent to the purpose of the study. In short, I consider the article easy to read and understand; as a reviewer, I enjoyed its reading and I find the results of important reference for clinical management of type 2 diabetes. I only have some minor concerns as follows.*

**Response:**

Thank you for this comment. We are appreciative that you find our manuscript important and interesting.

*1. This article is useful to guide clinical practice. However, readers may wish to introduce the new method in more detail so that they can learn to use it based on this article without having to consult the literature mentioned in the article*

**Response:**

Thanks for your suggestions. We agree that the introduction to our novel approach in details is necessary. Given the complicity of this method to most clinicians, we added the general description in the main text "Applying the method to a large randomized controlled trial of the drug in adults with type 2 diabetes at high cardiovascular risk, the team selected three patient covariates (sex, age and HbA1c at baseline) that may impact response to the drug. Each covariate allows the anticipation of the conditional treatment effect, and we call it short outcomes. For a particular patient with a certain combination of several binary covariates, combining the corresponding short outcomes implies long outcomes, which is the individualised treatment effect."

2. *Figure 1 is very hard to interpret - is there a way you can make it more clear (colours? scale?)*

**Response:**

Thank you for this suggestion. We have made several adjustments to the Figure to facilitate interpretation. In the original manuscript, we used a gradient blue color scheme to represent patients' response to different concentrations of drug at different time points. In order to make it easier to distinguish and understand, we have changed the color scheme, using different colors for different concentrations of the drug and added panels for each time point. We have also modified the legends accordingly.

In summary, we thank you for these helpful comments and suggestions and we are appreciative that you find our manuscript important and interesting. Please let us know if you have any questions or need any additional information.

Sincerely yours,

Dr. San Zhang

School of Medicine, Sichuan University

No. 37, Guoxue Alley, Chengdu 610041, China

在作者重新提交修改稿和回复信之后，稿件将进入复审阶段，由第一轮的同行评审专家或者由负责稿件的期刊编辑再次审稿，主要审核审稿人提出的问题是否已经得到解决、投稿文章是否已经达到发表要求等。若审稿人的意见有分歧，可能还会邀请其他审稿人对稿件进行评审，这种情况审稿周期就会更长，甚至可能反复几轮修改。

## 三、决定信

期刊编辑在收集完修改稿的所有审稿意见后，把稿件连同意见提交给期刊主编，由主编决定是否接受稿件，最后给作者发出决定信（decision letter）。这个过程投稿系统显示的状态一般是"decision in process"，表示稿件正在等待最终决策。决定信包括接受发表稿件、接受后小修、小修、大修和拒稿等几种情况，有的期刊拒稿时还会推荐作者转投同一出版商旗下的其他期刊，或让作者根据审稿人的意见修改之后以新稿件的形式再次投稿（见本章第三节）。

## 总结

本节梳理了论文提交后第二步评审、修改和决定的环节，详细介绍了同行评议目的和意义，区分了不同类型的同行评议模式的特点和差异，为读者揭开了出版流程中这一重要环节的"神秘面纱"。在回复信部分辅以实例对评审意见的回复进行指导，使读者更容易理解和掌握回复技巧。

# 第三节 论文拒稿

## 一、拒稿类型

领域内一流的期刊，拒稿率通常在 70% ~ 85%，有的顶级期刊拒稿率甚至达到 90%，而其中大多数的稿件都是在初审被拒的[7]。拒稿大体上分为两种类型：彻底拒稿和非彻底拒稿。所谓"彻底拒稿"，就是期刊编辑（通常是主编）或审稿人认为稿件在形式、内容或学术质量不符合期刊的出版范围或出版水平，而做出的拒稿决定。另一种类型，"非彻底拒稿"是指期刊编辑或审稿人，认为稿件有一定价值和创新性，建议作者根据拒稿意见修改后，可以作为新稿件重新投稿至同一期刊，或者是期刊建议作者将稿件转投到同一出版商旗下的其他期刊，或者有转移协议的合作期刊上。

稿件转投模式，既可推广期刊，尤其是新刊，增加期刊的知名度，又可增加稿源，同时还为解决出版延误和重复评审等问题提供了有效的解决方案[8]。稿件转投一般会采取前文所述的级联评审方式来处理，这种评审模式不仅减轻了审稿人的压力，还提高了稿件处理效率，对作者和期刊来说都是极为友好的处理方式，一定程度上可促进文章快速并顺利发表。国际主要学术出版集团均采用该评审模式，比如细胞出版社还为作者提供了旗下转投期刊的列表，由作者决定是否转投，以及转投到哪个期刊。一旦作者同意转投，系统将自动将文章连同审稿意见转到另一个期刊，而无须作者重新投稿，但是稿件转投后并不代表一定会被接受，稿件仍然可能被转投期刊拒稿。

## 二、拒稿的原因

按稿件处理流程来区分，拒稿可能发生在初审、同行评议之后、论文返修后。稿件在每个阶段被拒的理由略有差别。初审主要审查文章的完整性、原创性、新颖性以及吸引力。初审被拒，往往是编辑或主编直接拒稿，稿件不经过同行评议流程。初审被拒可能原因是：

（1）稿件不适合。作者提交的稿件不符合期刊的发表范围或近期的关注重点，编辑或主编会直接拒稿。即使稿件符合期刊的发表范围，但有可能由于稿件本身缺乏广泛的吸引力，无法引起期刊读者的兴趣，而被拒稿。

（2）缺乏创新性。稿件的研究设计缺乏新颖性和独特性，采用的方法或技术过时，不满足期刊的出版要求。

（3）文件不完整。文章提到的图表或补充资料没有上传，尽管有的期刊可能会退回稿件，让它回到未提交的状态，使作者有机会纠正，然后整理并上传好所有资料后重新提交，但也有可能因为文章不完整而被一票否决。

（4）格式不符合要求。作者无视期刊投稿指南中对于稿件文章类型相应的要求，文章必要元素不齐全，字数不符合要求，图片清晰度不够，表格格式不正确等。尽管越来越多的期刊在弱化稿件格式，但是作者应做到遵循期刊的特定要求，并且文章在格式上前后统一，以显示对目标期刊的尊重。

（5）写作质量不达标。稿件结构混乱，逻辑不清晰，内容难以理解，过多地使用长句或晦涩的专业词汇，用词不规范、不准确，不能达到目标期刊的出版标准。尽管大多数期刊在文章接受后都会有语言编辑（language editing）这一步，但是在文章被正式录用前，编辑每天要处理大量的稿件，不可能花太多时间去读一篇写作质量差的稿件，而由于写作质量被拒稿是很可惜的，建议写作水平不太高的作者提前找专业人员对文章进行语言润色，提高文章被接受的概率。

（6）对结果的过度解读。研究得出的结论牵强，没有说服力，但是研究结果的重要性却被作者抬得虚高，这种情况也是容易在初审就被拒稿。

（7）重复率过高。稿件在查重时重复率超出期刊的要求，会被认为文章的原创性不够，存在学术不端的可能而被拒稿。

（8）AI 代写的论文。稿件把 AI 工具署名为作者，或稿件使用了 AI 工具撰写论文，被目标期刊检测出来，但是作者没有在稿件中说明。

（9）数据或图片造假。伪造和（或）捏造数据或通过重复使用、重新标记和操纵图像等手段造假，被专业的软件检测出来导致拒稿。

（10）伦理问题。没有说明所涉及的人或动物的实验是否通过伦理委员会审批，或没有提供伦理证明材料（审批号或批件、患者知情同意书、临床试验注册信息等）。

（11）统计问题。研究采用的统计方法不正确或者报告的统计数据不规范。统计方法设计不正确可能导致结果不准确，因此越来越多的期刊重视统计方法和结果的审查。

（12）重复投稿。作者把以前被期刊拒掉的稿件，不做任何修改，隔一段时间又重新提交并且不注明是重新提交的稿件，也没有说明是否有修改，这种稿件会在投稿系统的重复提交检查（duplicate submission check）中被标识出来。重复投稿是编辑极为反感的，这样既浪费作者自己的时间，也浪费了编辑的时间和精力，作者有可能会被期刊列入黑名单终身拒稿。

如果文章顺利通过了初审，下一步就是外派同行专家评审，在集齐了期刊规定数量的专家意见后，主编根据同行专家意见决定稿件命运。同行评议主要审查文章的科学性、严谨性和重要性，因此稿件在第一次同行评议就被接受的情况是很少见的，相反，在同行评审中被拒稿是最常见的结果，主要原因是：

（1）重要性不足。评审专家认为文章的研究对相关领域的学术贡献很小，文章所研究的问题已经有很多类似的报道。

（2）研究设计问题。研究思路欠佳，问题陈述不充分或不完整；研究方法或技术不恰当，这些涉及文章整体研究设计的缺陷，是无法通过修改而提升的，审稿人往往会拒稿。

（3）数据不完整或不准确。数据和结果是研究类论文的关键，研究报告的数据不完整或描述和记录不充分，导致数据不准确或结果有缺陷；验证不充分，数据和结果缺乏说服力；样本量有限，不足以支持其研究结果，结果可能有偏差，这些都是论文的致命伤。

（4）回避研究的局限性。文章在讨论部分不提及或刻意回避其研究的局限性，这种操作往往适得其反，因为审稿人都是领域内的专家，研究的局限性基本很了解，如果作者不讨论局限性，对研究结果夸夸其词，反而容易被拒稿。

（5）文献回顾不足。对于研究类的文章，已报道的相似的或相反的研究结果讨论不足，或者综述类文章的参考文献过于陈旧，都是在审稿过程中容易被拒稿的。

（6）审稿人看不懂。这种情况作者需要反省自己的文章是否符合目标期刊的读者群，因为审稿人是来自目标期刊的作者、读者或者是领域内专家，如果审稿人都评价"看不懂"，那么极有可能是文章不太符合期刊的发表范围。

如本章前文所述，论文修改分为小修和大修，小修的稿件一般来说很少在稿件修回之后被拒，而大修的稿件在修回后被拒的情况较多，原因主要是修改不认真，回答审稿人的问题敷衍了事，比如需要补的实验不补，补不了的实验或数据理由牵强。大修之后期刊编辑一般会把稿件和回复信返给一审的审稿人看，而返修后审稿人主要是看他们提的问题是否得到了满意的回答，他们给出的修改建议是否得到了采纳。当审稿人对于返修稿仍然不满意，就可能反复退给作者修改，也可能在第二轮审稿过程中不能说服审稿人，因此被拒稿。还有一种情况会导致返修稿被拒，即作者没有在规定修改时间内提交返修稿，超期之后提交稿件的链接失效，编辑认为这是一种不遵守约定的行为，可能导致稿件被拒。因此，作者一旦发现在规定时间内无法提交返修稿，一定要提前与编辑联系，说明延期理由，请编辑延长修改时间，并在约定时间内提交，以避免因为时间关系被拒稿。

## 三、拒稿后调整

稿件被拒是经常发生的事情，拒稿不是针对某个人，只是文章发表过程中的常见情况。因此，作者不必因为一两次拒稿事件而灰心，每一次被拒之后根据拒绝的意见进行修改，从某个角度来看，也是稿件质量进一步提升的有效路径。

作者在收到期刊的拒稿信之后应认真阅读拒稿信，判断拒稿是属于前述哪种情况。如果有具体的拒稿意见，要进一步判断有哪些意见是可以参考修改的。对于对有利于提升稿件质量的意见，比如补充验证实验、完善文献资料、文章结构调整、语言润色等，作者可以结合实际情况和修改难度，进行综合评估后做出相应修改。但有时候，期刊编辑和审稿人的建议也不一定是完全正确的，所以需要作者进一步判断，有选择性地采纳并修改。如果作者强烈反对编辑和审稿人的拒稿意见，可以选择向期刊主编申诉。申诉信要确保礼貌和专业，信中需要阐明自己与拒稿意见中的不同观点，给出充分的证据，并强调研究的创新性和重要性，对于拒稿意见中可修改的建议，要说明已经对照修改并提供简要的答复。虽然申诉是作者的权利，但基本上大多数申诉都不会成功。作者申诉有可能证明期刊的拒稿意见中有不正确的地方，但是期刊是有权拒稿的，拒稿理由五花八门，但稿件只要符合一条就足以毙命。

一般而言，对照拒稿意见修改之后，作者需要重新选择期刊投稿，除非是已拒稿期刊表明可以修改后再重新投稿，一般情况不建议投到已经拒稿的期刊，否则容易被判定为"重复投稿"。如果是重新将稿件提交给同一期刊，需要在投稿信中说明是重新投稿，提供之前的文章稿件号，附上拒稿意见和修改说明，这样利于节省编辑的精力，加速稿件处理流程。如果不准备提交给之前的期刊，作者可以根据前文所述选刊原则，重新选择目标期刊，并仔细阅读目标期刊的投稿指南，根据其要求修改文章内容和格式，进行新一轮投稿。如果已拒稿期刊推荐了合适的期刊转投，这也是一个不错的选择。转投通常会把稿件和评审意见一起转给另一个期刊，这有利于期刊快速判断稿件是否适合在本刊上发表。值得一提的是，如果作者的文章被领域内声望较高的期刊拒稿，但是拒稿意见中有对文章研究价值肯定的内容，作者也可以在重新选取期刊投稿时，在投稿信中提及，并附上专家评审意见，这样可能有助于文章快速处理并发表。

对于屡投不中的稿件，作者也不要消极，要重视期刊的反馈意见，做好经验总结，完善实验设计，认真修改论文，不断提高科研和写作水平。

## 总结

本节总结了几种拒稿类型，并从编辑和期刊的角度列举了投稿各阶段常见的拒稿理由，其中初审侧重于形式上的审查，同行评议侧重于内容上的审查。无论是形式还是内容作者都应严肃对待，否则就可能因为各种理由被拒稿。拒稿原因部分篇幅较长，目的是让作者明白为什么会被拒稿，以及哪些地方可以改进，增加文章投中目标期刊的概率。最后，针对稿件被拒的情况，笔者提出了调整建议。

# 第四节　论文生产与出版

## 一、版权协议与付费

稿件被期刊正式接受后，将进入生产环节。该环节中各期刊有不同的工作流程，大部分期刊规定在完成签订出版协议、文字编辑、排版、清样校对和付费等程序后正式上线发表（图2-5）。版权协议的类型以及版权的归属与期刊的经营模式直接相关，目前，国际学术期刊的经营模式主要有3种：订阅模式（subscription）、开放获取模式（open access，OA）以及混合开放获取模式（hybrid open access）。

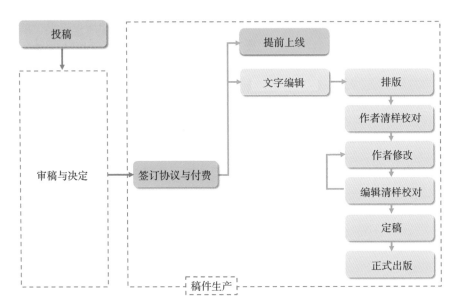

**图 2-5　稿件生产流程**

在传统期刊订阅模式下，版权通常由期刊出版商持有。文章被接受以后，期刊会向作者发送版权转让协议链接。作者需要签订版权转让协议，将文章的版权转让给期刊或出版社，作者方只拥有教育和论文交流的权利。文章正式上线发表的前提是签订该协议，其目的是从法律上明确论文的权利、义务和允许的使用权限和范围，在必要时保护论文的科学贡献免受侵权、诽谤或抄袭。版权转让协议的具体形式在各期刊或出版社不尽相同，但总体都是规定作者将文章的版权及相关的所有权利转让给期刊或出版社，出版社也以此获得授权将文章的全文或部分用于期刊的电子版和印刷版以及其他形式的衍生作品中。订阅期刊一般不会收取作者的费用（某些出版商会收取一部分版面费），而读者需要通过购买或订阅才能获取期刊的内容且不能随意复制、传播或重新利用这些内容。由于某些经济困难的机构或读者只能阅读订阅期刊文章的标题、摘要等基本信息，所以，传统的订阅模式不利于科研成果传播和交流。

开放获取（也称开放存取）是指在尊重作者权益的前提下，利用互联网为读者免费提供学术信息和研究成果的全文服务，旨在促进学术交流，提升科学研究的共享，保障科学信息的长期保存。目前，最常见的开放获取模式是金色开放获取（gold open access）和绿色开放获取（green open access）。金色 OA 允许文章在正式出版后立即被任何人自由且永久地访问并获取。这种方式是目前使用最广泛的开放获取模式。金色 OA 需要作者向期刊或出版社支付费用，按照协议由作者保留文章的版权。绿色 OA 允许作者将论文的相应版本提交至开放知识库中，并在 6 ~ 12 个月的滞后期（embargo period，又称禁运期）之后实现开放获取。与金色 OA 不同，绿色 OA 不需要作者额外付费，开放知识库的运营费用由机构或非营利组织承担并保留文章版权。

开放获取模式下，为了使文章更加有效地传播，作者需要签订知识共享协议（creative commons license）。该协议是由非营利组织"知识分享"（creative commons，CC）提出的，目的是标识作品的权利状态以及规定作品授权使用的条件和范围。知识共享协议分为四种核心许可权利，分别是署名、相同方式共享、非商业性使用和禁止演绎（表 2-1）[9]。四种许可权利可以单独使用或者多个组合成复合协议使用，组成的许可权利越多则协议的限制越大。作者可以选择不同的 CC 组合对自己的作品进行授权，常见的 6 种知识共享协议从最宽松到最严苛依次为 CC BY、CC BY-SA、CC BY-NC、CC BY-NC-SA、CC BY-ND、CC BY-NC-ND。其中，CC BY 是最宽松的授权协议，它可以简单表述为只要在使用时正确署名，那么使用者可以对本作品进行转载、节选、混编、二次创作以及用于商业目的。另外，还有一种协议叫 CC0（又名 CC zero），是一个公共奉献许可，它使创作者放弃他们的版权，其作品可以不受限制地在全球范围内自由使用。作者选择开放许可时，应考虑以下几点：①目的和目标，明确你希望他人如何使用你的作品；②控制程度，决定你希望保留多少控制权；③使用范围，确定作品是否可以用于商业目的或修改。

除了以上常见的开放获取模式以外，还衍生了很多不同的开放获取模式，例如混合开放获取、青铜开放获取（bronze open access）、钻石开放获取（diamond open access）和黑色开放获取（black open access）等。混合开放获取是指传统订阅期刊允许其中的部分文章开放获取出版，而其他文章仍需付费阅读。相对于传统的订阅模式来讲，开放获取模式更加注重知识的共享和再利用性，有利于促进科研成果的广泛传播和应用。在开放科学背景下，越来越多依赖订阅费运营的老牌传统期刊正在向混合开放获取的出版模式转型，以提供作者更多出版方式选择。

表 2-1　知识共享协议的核心权利 *

| 名称 | 权利 | 标识 | 描述 |
|---|---|---|---|
| BY（attribution） | 署名 |  | 使用者无需联系作者获得授权的情况下复制、散布或展示作品及演绎作品，但必须按照作者指定的方式保留作者对原作品的署名，例如，使用者在标注原始出处的情况下使用文章中的内容 |
| SA（share alike） | 相同方式共享 |  | 允许使用者对作品进行二次创作，但修改后的作品必须采用原作品相同的许可协议 |
| NC（noncommercial） | 非商业性使用 |  | 使用者不得将作品及演绎作品用于商业目的，例如不得以收费为目的复制或下载文件，或用于促销广告等 |
| ND（no derivative works） | 禁止演绎 |  | 使用者只能全文转载或部分摘抄作品的内容，不允许对原文做任何形式的改动 |

* 翻译自 Creative Commons 官网。

期刊收费是在文章接受以后，由出版商在向通讯作者发送签订出版协议的链接中进行。在作者勾选好协议后，会出现相应的费用支付说明，按说明进行操作即可付费并获取发票（invoice）。订阅期刊的费用因期刊的类型、领域、声誉和出版商的政策而异。一般是高校或研究机构的图书馆来计划订阅哪些期刊，并向期刊支付订阅费，以保证其内部人员可以免费阅读或下载期刊的论文。如果其他读者想下载或阅读单篇订阅期刊的文章，就得向期刊支付单篇文章的费用，一般在几十美元到几百美元不等。OA 期刊需要作者向期刊出版商支付文章处理费

（article processing charge，APC）。OA 期刊收取的 APC 费用一般在 1000 ~ 5000 美元。有些 OA 期刊针对不同类型的文章，收费政策有所不同，还有些 OA 期刊对于来自有合作协议机构的研究人员或学（协）会成员的文章，在收取 APC 时也有一定的优惠，还有的出版社对于第三世界国家的稿件可以免去 APC 费用。目前，国际期刊为了提升服务质量、争取中国稿源，其付费的方式越来越友好，可以直接使用银联卡（Unionpay）、支付宝（Alipay）或者微信（WeChat）付费，甚至可以直接以人民币结算。

## 二、清样校对与出版

随着学术出版竞争日益激烈，越来越多的期刊在稿件进行文字编辑和排版的同时，把原稿直接赋予 DOI 号，并提前上线（early/advance access）发表，待稿件清样校对完毕，再以正式版本替换（图 2-5）。这种方式的优点是能让研究成果尽快分享，提高学术交流的效率。

清样校对是对文章的最终版本进行审查和校对，以确保文章在正式发表之前的质量和准确性。清样校对是消除文章错误的关键环节，这些错误可能是文章本身的，可能是文字编辑在处理稿件时带入的，也可能是排版过程中引入的，包括拼写错误、语法错误、标点符号错误、书写不规范、信息缺失或错误（如图表或参考文献）、排版格式问题、乱码、图片分辨率或其他细微错误。这个环节作者不仅需要回答文字编辑在加工文章时提出的问题并对照修改，还需要逐字逐句通读全文，留意文章的每一个细节，务必使错误发生率降到最低。在作者修回清样之后，由期刊编辑进一步检查，核对作者是否解决了文字编辑的所有疑问，并进行全文通读校对，进一步消除文章的错误。若这一步期刊编辑发现作者忽略或遗漏了文字编辑提出的问题，或又发现了新的问题，可能会再次返给作者修改，如此往复直至最后定稿。只有在少数情况下作者经过仔细阅读清样发现没有任何问题，可以不用修改直接定稿发表，完成清样校对流程。需要注意的是，在清样校对阶段只应对文章作必要的修改，不能在科学内容（如关键数据或结论）上作出修改，若作者认为确实需要修改，应该向期刊提交正式的说明，解释修改的原因和必要性，跟期刊协商一致后再定稿。

目前常见的清样校对方式有以下两种：①比较传统的方式是期刊生产部门将排版好的文章通过邮件附件或链接的形式发送给作者，由作者自行下载，完成清样校对之后再回复邮件或通过链接上传文件；②越来越多期刊采用的方式则是使用清样校对系统来处理清样，作者可以在系统中进行清样校对，界面清晰，一目了然。

在清样校对环节，作者应认真对待，仔细、耐心地检查文章的各个细节，以免文章正式发表后发现错误，这时就只能通过发表勘误来修改，影响文章的质量。通常文章定稿之后就会用正式版本替换提前上线的原稿版本，这一步就代表文章在网络正式发表了。如果期刊是连续出版则直接出现"最新文章"（latest articles）的页面上，如果期刊要按期出版，则会在分配具体期数之后，归到对应期数的页面（issue archive）。如果期刊要发行纸质版，可能会在网络出版后的一段时间才和其他文章一起集合成册印刷出版。

## 总结

本节梳理了文章接受后的生产流程，区分了期刊的几种经营方式及其版权协议与付费的差异，并详细介绍了开放获取的类型以及常见的知识共享协议的权利许可，目的是帮助作者在选择出版方式和签署协议时心中有数。最后，介绍了清样校对环节的具体流程和正式出版的几种形式。

# 第五节 预印本出版

## 一、预印本出版的发展历程

随着科技的不断发展，学术领域在出版方式和传播成果的方式上也在不断发展和更迭。以开放存取、免费发表和公开透明的评议方式等为主要特点的预印本出版给学术传播带来了革命性的变化。预印本出版是指作者在正式发表之前将自己的研究成果上传至预印本平台，供其他研究者交流和讨论。

1991 年，物理学家 Paul Ginsparg 创建了基于电子邮件的预印本平台 arXiv，开启了预印本出版的时代。随后，社会和人文科学的预印本平台"社会科学研究网"（social science research network，SSRN）于 1994 年问世，之后 SSRN 又向生物学（BioRN）和化学（ChemRN）等领域扩张。为了对 arXiv 未涉及的学科领域进行补充，2003 年和 2019 年，美国冷泉港实验室相继推出了生命科学领域预印本出版平台 bioRxiv 和医学领域预印本出版平台 medRxiv。bioRxiv 借鉴了社交媒体的互动功能和迭代模式，即作者可以实时收到同行专家的反馈，并根据反馈意见不断修改和完善文章。自推出以来，bioRxiv 的发文量稳步增长，使用量和浏览量较高，已具有一定的影响力。然而，medRxiv 在上线初期稿件吸收的速度很慢。据统计，在新型冠状病毒感染疫情暴发前，medRxiv 每天的投稿量约为 6 篇，而在疫情暴发后 medRxiv 的发文量猛增，每天的投稿量上升至 51 篇[10]。在 medRxiv 上提交论文时，平台会对文章标注免责声明，表明文章未经同行评审，不能作为临床治疗或健康相关措施的指导，也不能作为既定信息在媒体上报道。medRxiv 的评审原则要求作者声明文章中伦理审查、患者知情同意书、临床试验登记、资金来源和利益冲突等信息。bioRxiv 和 medRxiv 已成为生物医学领域重要的学术交流平台。Preprints 建立于 2016 年，是 MDPI （multidisciplinary digital publishing institute）出版社旗下的预印本出版平台，涵盖了多个学科。ChemRxiv 于 2017 年推出，旨在为化学和相关领域的研究人员提供一个即刻分享最新研究成果的平台，该平台由全球五大化学学会共同拥有并合作管理。2020 年，美国电气与电子工程师协会（Institute of Electrical and Electronic Engineers，IEEE）发布面向全球技术人员的免费预印本仓储 TechRxiv，以促进电气工程、计算机科学和相关技术的研究成果能广泛传播。国内主要有三个预印本平台，分别为中国预印本服务系统、中国科技论文在线和中国科学院科技论文预发布平台（ChinaXiv）。2016年，国内首个按照国际模式规范运营的预印本平台 ChinaXiv 正式上线，该平台由中国科学院文献情报中心维护和运营，接收中英文学术论文的预印本存缴和已发表学术论文的开放存档。目前，一共有242种中英文期刊与 ChinaXiv 合作，建立了稿件推送机制，并陆续建立了19个预印本子库，对各领域文章进行分类，精准定位文章受众，加快科研成果传播。

随着开放科学在全球推广，预印本平台正作为无障碍、透明化的学术传播渠道不断扩展与繁荣，其快速便捷的传播优势使得预印本出版模式不仅被学者青睐，还受到了政府、科研机构、项目资助机构和数据库的关注和支持。传统的预印本平台不断扩展领域，新兴的预印本平台在各学术领域中不断涌现，使得研究者可以更加方便地分享和传播自己的研究成果。同时，为了进一步提升平台品牌认可度与影响力，预印本出版平台通过逐步扩大合作期刊范围，不断规范稿件审核流程，提升开放同行评议质量，进一步得到了学术出版界的认可。目前，国内外预印本平台已超过100个，学科覆盖范围广泛。2022年1月，arXiv 宣布其论文发表量达200万篇。2023年，Web of Science 宣布增加预印本引文索引（preprint citation index）。研究人员可以通过 Web of Science 检索预印本数据库中最新的预印本论文，并链接到预印本文章，简化了研究成果获取的过程，更快地实现科研信息互联。预印本引文索引提供来自 arXiv、bioRxiv、chemRxiv、medRxiv 和 Preprints 等预印本平台的论文，并且可以查找预印本论文后期经过同行评审并正式发表的最终版本文章，可以分析预印本引文索引中收录的前沿预印本论文与 Web of Science 核心合集中收录的期刊文章之间的联系，还能通过关键词创建预印本论文跟踪服务。

## 二、预印本平台的投稿

预印本平台投稿过程相对简单，以 bioRxiv 为例，首先，作者需要确定文章的研究内容是否符合 bioRxiv 的范围。如果作者是第一次投稿，则需要在 bioRxiv 网站上注册一个账户。登录账户后，进入 bioRxiv 的投稿系统（图 2-6）[11]。其次，在投稿系统中，作者需要选择文章分类，填写一些论文的基本信息包括标题、作者、摘要、关键词等。bioRxiv 中的文章分为新结果（new results）、证实性结果（confirmatory results）或矛盾结果（contradictory results）。新结果是指描述某个领域的新发现或新进展；如果研究是重复实验并证实先前发表的工作，则应选择证实性结果；如果研究主要重复先前发表的工作中使用的实验方法，但结果与之相矛盾和（或）不支持，则应选择相互矛盾的结果。再次，按照平台对稿件格式的要求上传相应文档。投稿最简单方法是上传一份

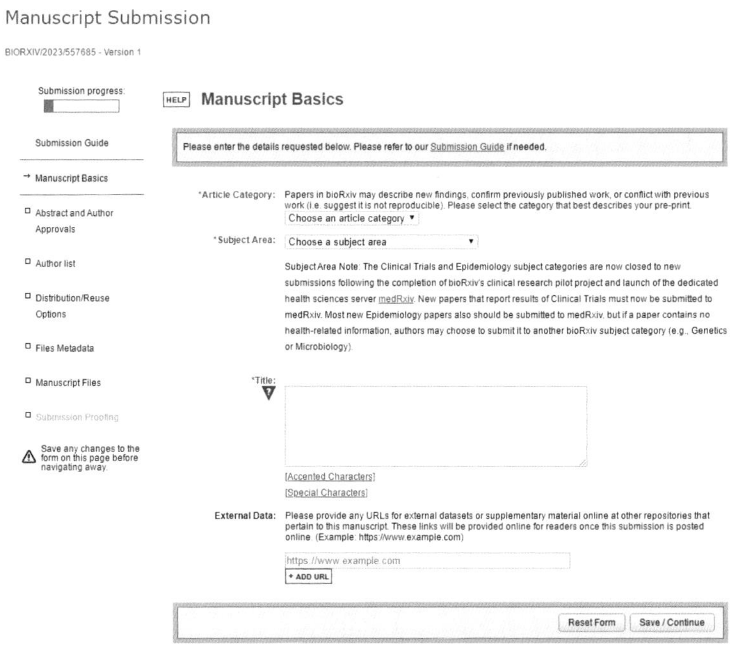

图 2-6 bioRxiv 投稿界面（图片来自 bioRxiv 官网）

包含文章正文文本和图表的 PDF，以避免在平台自动转成 PDF 时发生错误。通常，补充材料是按上传的格式发布的，作者可以提交各种类型的文件格式。最后，稿件上传完毕之后，作者就可以提交稿件了，且在提交之前，作者可以再次检查所有信息是否准确无误。

之后，论文将会进入 bioRxiv 的审核流程。通常情况下，bioRxiv 会在 24 小时内审核稿件，并在审核通过后发布论文。预印本平台在线发表文章一般需要通过两级审核：第一级，由预印本平台内部人员审核文章的完整性和原创性；第二级，主要由研究人员或相关领域专家审核文章的科学性以及是否存在健康或者生物安全风险等内容。文章在线发表后，预印本平台会开放对文章的在线评论，这种非正式的同行评审模式快速而有效。评审意见能快速反馈给作者，指导作者进一步完善和修改研究内容，并且作者可以随时（在期刊上正式发表之前）提交文章的修订版本[12]。新版本将使用与原始提交版本相同的 DOI 号，同时旧版本的文章也将在 bioRxiv 站点上保持可访问性。需要注意的是，发布在预印本上的论文是无法删除的，因为作者一旦把论文提交到预印本平台，文章就会被分配 DOI 号，以保证可以被检索和引用，这也是科学记录的一部分。以 bioRxiv 为例，如果作者的论文中存在无法修改的错误，这些文章会被标记为"撤回"。同时还会在 bioRxiv 文章页面上发表声明解释撤稿原因，但是原始的论文仍可以通过文章历史访问，且 DOI 号也一直有效。因此，发布在预印平台上的论文是很难完全删除记录的，只有在极少数的特殊情况下，出于法律或安全原因论文才会被删除[13]。

有的作者为了扩大研究的影响力、加速交流与传播或更广泛地获取反馈，而将研究成果同时提交到多个预印本平台上，其实这是大可不必的。因为预印本平台通常都是开放获取的，如果同时提交到不同的平台，可能被分配不同的 DOI 号，这在一定程度上也是浪费资源，为文章的后续引用造成混乱。预印本平台一般不允许一稿多投，即作者不能在不同的预印本平台发布同样的文章。以 bioRxiv 为例，该平台不允许作者同时把文章发布到 bioRxiv 和 medRxiv，一旦被发现将会导致文章被撤回，而且已经在其他预印本平台上发表的稿件将不会被接受。

## 三、预印本出版的优缺点

预印本出版模式的发表门槛低，发布方式快速便捷，在学术传播与交流方面相较于传统学术期刊有明显优势。预印本出版模式的优点主要体现在以下四个方面：①预印本出版模式时效性强，传播范围广，科研人员可以在文章正式发表之前将其提交至预印本出版平台，公开自己的研究成果，在一定程度上满足了科研人员抢先发布研究成果的需求，避免研究工作的重复。②预印本出版模式把发表文章和进行学术交流的主动权还给了作者，并且预印本平台开放获取的模式，不仅促进了学术交流与开放共享，还提升了研究成果的传播效率和影响力[14]。③预印本出版模式开放透明的评审制度，使作者可以更加便捷地获取反馈和建议，不仅提高了论文的质量和可信度，还促进学术交流合作。④在预印本出版平台上，所有研究者的最新成果都可以被看到，而所有人也都可以评审他人的研究，在一定程度上体现了学术研究的公平性。

然而，预印本出版平台发展壮大的背后也面临许多挑战[15]：①由于预印本出版平台对文章的评审缺乏统一的衡量标准，现有的审核机制不够完善，平台对上线文章质量的把控力度有限，尤其是生物医学类文章，在文章研究内容和设计的科学性、可靠性、伦理、利益冲突等方面需要更加严谨的审核机制，以平衡论文发表效率和质量之间的矛盾，尽量降低潜在的社会负面影响和临床应用风险；②预印本平台上发表的文章，从最初上线到最终在学术期刊上正式发表，这期间作者根据实验进展和评审意见反复修改文章，可能会在预印本出版平台更新多个版本，因此可能会造成错误版本甚至是错误结论的引用和扩散；③预印本出版需要进一步健全与完善相关管理制度以解决论文版权争议、长期保存许可协议等问题[16]；④与传统出版商相比，预印本出版平台的知识服务功能还需要进一步完善，形成符合科研人员需求的知识产品，提供个性化和多元化的知识服务，为学术领域互联互通提供更大的支持。

总之，预印本出版是一种更加开放和透明的学术出版方式，它的出现为科研的传播和交流带来了更多的可能性。尤其是预印本出版平台在公共卫生危机等紧急情况下的信息传播速度和优势，助力了临床相关实验数据、病例特征、流行病学统计数据等研究成果的开放共享和广泛交流，不仅为临床诊断方法提供了数据支撑，还为疾病防控策略的制定和及时调整提供了重要参考。尽管预印本出版还有很多方面需要改进，但其作为学术出版体系的有效补充，已经被广泛认同。传统同行评议期刊对于已经在预印本平台发表的文章也表示欢迎，甚至鼓励作者将稿件先提交到预印本出版平台上，以加速知识的传播。随着预印本出版的不断发展和完善，相信它会在学术传播中发挥越来越重要的作用。

## 总结

本节介绍了预印本出版这一传统出版方式以外的新兴研究成果发布方式，梳理了国内外预印本平台的发展历史，并以 bioRxiv 为例介绍了预印本平台稿件提交和发布的过程，最后归纳总结了预印本出版模式的优缺点。总之，在预印本平台发表论文是有利有弊的，作者需仔细斟酌是否把自己的研究成果发布在预印本平台上。

# 第六节　论文推广和引用

基本科学指标数据库（essential science indicators，ESI），是在汇集和分析 Web of Science 核心合集所收录的学术文献及其所引用的参考文献的基础上建立起来的计量分析数据库，用于评价学术研究水平以及跟踪学术发展趋势。ESI 从引文分析的角度，将所有学科分为 22 个专业领域，分别对国家、研究机构、期刊、论文以及科学家进行统计分析和排序，其中的数据每两个月更新一次。在 ESI 中，发表在同一年同一ESI 学科最近 10 年发表论文中被引用次数进入前 1% 的论文被定义为高被引论文（highly cited paper），高被引论文强调的是被引用次数的多少，可以反映学术影响力和重要性；近两年内发表且在近两个月内被引次数位于前 0.1% 的论文被定义为热点论文（hot paper），热点论文强调的是引起关注和讨论的程度，通常与当前研究领域的热点问题相关；既是高被引又是热点的论文，被称为高水平论文（top paper），高水平论文则代表着相关学科领域的研究前沿和热点，在指引学科发展、体现学术成果影响力方面具有重要意义[17]。因此，不管是对期刊还是对作者来说，论文被评为高被引或热点论文，甚至高水平论文，都是对学术领域内贡献的肯定。

期刊会在论文接受后就开始制订宣传推广计划，以期打造更多的高被引或热点论文，提高期刊的影响力和学术地位，吸引更多优质稿件和引用，实现期刊的良性可持续发展。论文上线后，期刊通过邮件推送、精准投放、社交媒体平台推广、打造封面或制造讨论话题、邀请专家评论或推荐、参加国际会议或学术沙龙、精选专刊或虚拟专刊等形式进行一系列宣传推广，以提高论文的热度和可见度，全方位传播研究成果，促进文章影响力提升。

## 一、邮件推送

期刊或期刊所属出版商会定期向订阅读者推送新上线的文章以及热点文章，并且期刊还可能通过购买数据库的邮件推送服务，向数据库中领域相关的潜在读者或作者推送期刊每期目次、新上线文章或重点推荐的文章（图 2-7）。例如，编辑推荐系列（editor's picks）或主题论文集（special topic collection）。

在电子邮件中，期刊通过插入图文摘要和导语来推广文章，类似的推广也会出现在社交媒体、纸质传单（flyer）和手册（pamphlet）或在线搜索的宣传中。因此，除了文本摘要外，多数期刊会鼓励作者提交图文摘要作为文章的一部分以利于文章接收后续宣传。

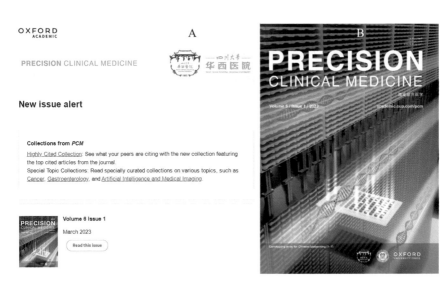

图 2-7　邮件推送示例（A：推广邮件；B：期刊封面）

## 二、跨平台投放

有些期刊会通过购买和安装学术传播工具插件，实现文章的跨平台精准推送，来扩大传播范围，引流国际读者，提升国际传播力和影响力。对读者来说，这种学术内容推荐方式，不仅为他们提供了更丰富的学术资源，还可以让他们快速便捷地了解特定研究领域的研究进展和发展方向。例如，TrendMD 通过在合作期刊网站安装插件，综合大数据分析、人工智能算法和互联网技术，交互推荐和展示来自期刊本身和其他合作期刊已发表的相关文章内容，以提高期刊文章的浏览量和主页的访问量，而且这些引流的读者是领域内高度相关的研究人员，也是期刊潜在的作者群体[18]。

## 三、社交媒体

为了更广泛地传播学术知识，提高期刊的话题热度，期刊会把专业的研究成果用非专业的语言进行简要介绍，概括其研究的重要意义，对人们的日常生活有什么价值，对社会将产生什么影响，使那些没有专业知识背景的普通大众读者也能够清楚地了解学术领域的相关研究进展。通常期刊会把这些文字、图片或视频等推广内容发布在自己的国内外社交媒体账号上，例如微信、微博、Facebook 和 Twitter（X）等，同时期刊也鼓励作者在自己或自己所在机构的社交平台上进行转载推广，进一步加大文章的宣传力度。

目前，多数期刊在文章主页上采用 Altmetrics 统计文章的全球关注度。Altmetrics（又称为替代指标或分享因子）通过收集并分析研究成果被浏览、下载、讨论、分享和转发的次数，实时追踪文章在社交媒体、新闻报道、博客、政策文件等渠道上的全球社会关注度，通过一定的计分规则来衡量其影响力。与传统的文献计量学指标相比，Altmetrics 提供了一种更全面和多样化的视角[19]。Altmetrics 圆环图中每一种颜色都代表着不同的社会关注来源（图 2-8）[20]，且每种颜色的数量根据研究成果受到的关注度而变化。Altmetrics 官网公布的计分规则见表 2-2[21]。

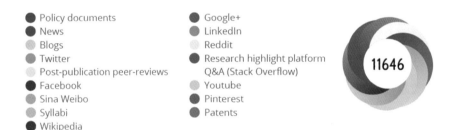

图 2-8　Altmetrics 圆环图示例

表 2-2　Altmetrics 的计分表格 *

| 项目 | 分值 |
| --- | --- |
| 新闻（News） | 8 |
| 博客（Blog） | 5 |
| 政策文件（Policy document，按来源） | 3 |
| 专利（Patent） | 3 |
| 维基百科（Wikipedia） | 3 |

| 项目 | 分值 |
| --- | --- |
| 同行评议（包括 Publons、Pubpeer） | 1 |
| 微博（Weibo，自 2015 年起不可追踪，但保留历史数据） | 1 |
| Google+（自 2019 年起不可追踪，但保留历史数据） | 1 |
| F1000 | 1 |
| 教学大纲（Syllabi，开放式教学大纲） | 1 |
| 领英（LinkedIn，自 2014 年起不可追踪，但保留历史数据） | 0.5 |
| X（前身为 Twitter，推文和转发） | 0.25 |
| 脸书（只计算公共页面的精选列表） | 0.25 |
| 红迪网（Reddit） | 0.25 |
| 缤趣（Pinterest，自 2013 年起不可追踪，但保留历史数据） | 0.25 |
| 问答（Stack Exchan 问答网站） | 0.25 |
| YouTube | 0.25 |
| Mendeley（读者数量） | 0 |
| Dimensions 和 Web of Science 引用次数 | 0 |

\* 译自 Altemetric 官方网站。

　　然而，Altmetrics 也存在一些缺点：①主观性，因为社交媒体本身的随意性和娱乐性，Altmetrics 无法区分关注度的质量和真实性，因此可能受到虚假关注、滥用和操纵的影响；②数据缺失，Altmetrics 无法提供对研究成果质量和重要性的详细解读和全面评估，只能提供部分平台关注度的数据；③指标不稳定，Altmetrics 分值会随着社会关注度改变而改变。为了更全面地分析学术研究成果，Digital Science 发布了一个综合性的平台——Dimensions。该平台收录大量的文献出版物、基金、专利信息和临床试验数据，可以用于查找和浏览学术文献、分析研究趋势、评估研究影响等。相对于 Altmetrics 主要关注学术研究的社会影响和可见度，而 Dimensions 是一个综合性的学术研究分析平台，提供了更高维度和更全面的学术数据和工具。

## 四、评论或推荐

期刊还会邀请领域内专家对某些文章进行点评或简要介绍（例如通过在同期发表 commentary 或 preview 等短文），强调研究的意义和需要关注的重点，或者讨论与以前研究成果中有争议的部分，以提高原始文章本身的话题度和关注度。

## 五、封面

有的期刊会为精选高质量论文定制封面，作为当期内容的重点推荐，吸引读者深入了解论文研究内容，实现多层次多维度的传播。有吸引力的封面可以在任何场合第一时间捕捉到读者的注意力，是极好的宣传推广手段（图 2-7）。有些期刊会在给作者发接收函的时候，建议作者附上基于文章创作的封面图，但很多作者往往嫌麻烦或担心文章遴选不上封面故事（cover story）而忽略了这个宣传自己研究成果的机会。

## 六、会议或讲座

期刊出版商每年都会给旗下期刊定制推广计划，其中会有一些领域内大型国际学术会议的布展或冠名赞助等宣传形式，以期增加期刊的国际知名度。另外，通过与领域相关的学（协）会联合举办小型学术沙龙或者作者分享会，分享近期文章，或举办论文发表或学术研究基础课程等专题培训班，也可以有效维持并扩大期刊的曝光率。

## 七、专刊或虚拟专刊

对于领域内研究热点、相关特殊事件（如 COVID-19 疫情）等，期刊还会精选主题相关的论文，整理成专刊（special issue）或虚拟专刊/专栏（virtual issue/column）推出（图 2-9）。虚拟专刊/专栏的展现形式丰富且灵活，便于网络、社交媒体等各种渠道传播，也适合以单行本、宣传册等平面媒体宣传，并且由于主题有针对性，还可以实现对领域内读者的精准推送[22]。

多数作者认为文章接受后，处理完清样校稿和付费等手续，任务就结束了。然而文章发表后，出版流程并没有完结，还包括文章发表后推广以及读者反馈等，作者往往会忽略文章后续宣传和影响力提升的步骤。积极配合期刊开展文章的系列宣传不仅可以让更多的人知道自己的研究，还可以促进学术交流与合作，更好地开展科研工作。在国内，如果文章被收录为高被引或热点论文，作者可在官方认证的有资质的科技查新工作站开取收录证明，用于科研业绩认定。因此，作者可以在文章接受后，主动联系期刊提出自己在文章宣传推广上的想法和途径，并配合期刊的一系列宣传推广，这对双方都是互惠互利的。

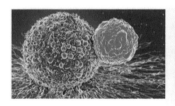
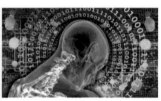

**Cancer Collection**

*Precision Clinical Medicine* presents its Cancer Collection, a series of articles of different types on tumorigenesis, cancer diagnostics, therapies, and other related topics.

Browse the collection

**Artificial Intelligence & Medical Imaging**

The journal editors present the latest artificial intelligence collection, a series of articles on artificial intelligence and its applications in medical imaging.

Browse the collection

图 2-9　虚拟专栏（图片来自 *Precision Clinical Medicine* 期刊）

## 总结

本节列举并详细介绍了文章接受后一系列多元化、多维度的宣传推广措施，全方位地呈现了文章在学术市场推广的方式，并结合推广策略介绍 ESI 的高被引论文和热点论文，以及 Altemtrics 的概念和重要性。多种多样的宣传方式和传播途径，可以有效增加文章的可见度，不管是对期刊还是对作者通常都会带来积极的影响，因此一定要重视文章的宣传推广。

# 第七节 论文撤稿

## 一、撤稿的类型

学术论文在发表前或发表后都可能出现撤稿的情况，撤稿通常分为以下几种类型：

（1）撤稿（retract）：出版商或编辑决定将已发表的文章撤回。这种情况可能是由于出现了严重的学术不端行为，或者是出现了道德或法律方面的问题。一旦涉及，无论文章已经发表多久，都会以这种方式被剔除。也有少数情况是作者在文章发表后，发现文章有严重的错误而写信给期刊要求撤稿。这类被撤稿的文章由于已经公开发表了，在撤稿后，仍然能够被读者获取，但在数据库、文章主页和下载版本上都会被标记为"retracted"（已撤稿），且该文章和研究成果将不再被认为是有效的或可靠的。有的期刊还会在官方网站上发表一则简短的撤稿声明，说明论文被撤稿的原因。

（2）撤回（withdraw）：通常指作者主动撤回已经提交的稿件，并重新投稿。这种情况可能是由于作者发现了错误或不准确的信息需要更正。作者需要联系期刊编辑或编辑部提出撤回理由，由期刊撤回已经提交的稿件，而作者无权从投稿系统中直接撤回稿件。撤回也可能是作者想将稿件投给另一个期刊，以获得更广泛的读者或更高的影响因子。文章撤回和撤稿的区别在于后者通常是撤回已经正式公开发表或已接受的文章，而撤回通常是指未被接受或发表的文章。由于撤回稿件随时都可能发生，这一操作可以在稿件发表前的任何处理阶段进行，撤回后的稿件将仍然保留所有的稿件历史。当稿件被撤回后，作者可以从已撤销稿件列表中查询到稿件。

（3）退回（unsubmit）：有的情况下，作者尚未被接受或者处理的稿件可能在格式或内容方面不符合期刊的要求而被退回（又称"取消提交")到投稿系统的作者中心里面,但是经过修改可以重新提交稿件,并保留原有的稿号(manuscript ID)。稿件退回后,会回到系统中作者提交稿件(或提交修改稿)的最后一步,之前投稿已经填写或上传的内容仍将保留,但是取消提交的稿件将删除所有的稿件处理历史。稿件退回和撤回的区别在于已撤回的稿件是无法重新提交的,而退回的稿件是可以用原先的稿号提交至同一期刊。

## 二、撤稿的原因与影响

学术领域撤稿事件经常发生,其背后的原因多种多样,主要集中于以下几个方面:

(1)学术不端行为:论文中存在伪造、篡改或者其他严重学术不端行为,如虚构实验结果、伪造数据、图片重复使用等,导致研究结果不可重复。论文内容存在严重的抄袭行为,包括未经授权的引用他人研究成果、未标注引文或剽窃他人研究设计方案,以及重复发表、一稿多投、署名、利益冲突、同行评审漏洞等。

(2)实验伦理问题:研究中涉及的人体或动物实验存在伦理问题,如未经伦理委员会批准进行实验、未获得受试者知情同意等。

(3)文章缺陷:作者发现研究设计的缺陷或实验结果的重大错误或是其他无法通过发布更正解决的问题,主动提出撤稿。

**经典撤稿案例如下:**

例1:麻风腮三联疫苗研究撤稿事件

1998年,英国医生安德鲁·韦克菲尔德(Andrew Wakefield)在 *The Lancet* 上发表了一篇题为 *Ileal-lymphoid-nodular hyperplasia, non-specific colitis, andpervasive developmental disorder in children* 的论文,该研究表明儿童在接种麻疹、腮腺炎和风疹(measles, mumps and rubella, MMR)三联疫苗后出现胃肠道紊乱和孤独症的症状。

然而,这项研究一开始就是为了通过对生产MMR疫苗的制药公司发起诉讼来谋取疫苗制药公司巨额赔偿而策划的阴谋。为了得到预期的研究结论，Wakefield罔顾随机取样原则，精心募集了12个已初步显现病症的儿童。在研究期间，在没有儿科行医资格的情况下，Wakefield对患儿进行了一系列痛苦的检查，其中甚至包括结肠活检、腰椎穿刺等有创操作，严重违反了《赫尔辛基宣言》中保护受试者的规定。

2010年，该研究因捏造研究数据、伦理审批违规以及潜在的利益收受被撤稿（图2-10）[23]。尽管这项研究背后的阴谋败露，但其带来的恶劣影响却仍在持续。它引发了公众对疫苗的担忧和恐慌情绪，影响了疫苗接种率，导致麻疹等可预防疾病的暴发，对公共卫生造成了长期的负面影响。

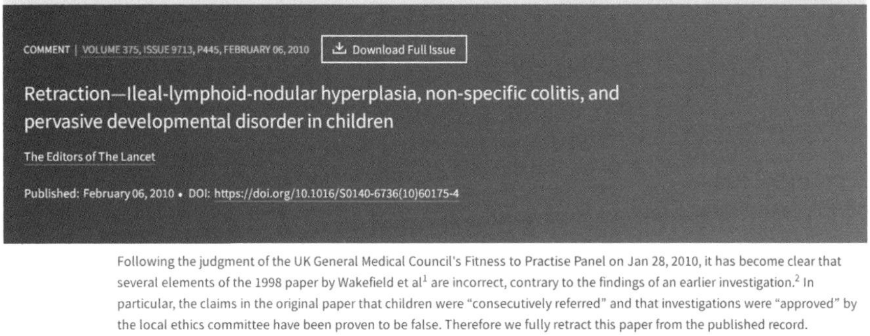

COMMENT | VOLUME 375, ISSUE 9713, P445, FEBRUARY 06, 2010　⬇ Download Full Issue

Retraction—Ileal-lymphoid-nodular hyperplasia, non-specific colitis, and pervasive developmental disorder in children

The Editors of The Lancet

Published: February 06, 2010 • DOI: https://doi.org/10.1016/S0140-6736(10)60175-4

Following the judgment of the UK General Medical Council's Fitness to Practise Panel on Jan 28, 2010, it has become clear that several elements of the 1998 paper by Wakefield et al[1] are incorrect, contrary to the findings of an earlier investigation.[2] In particular, the claims in the original paper that children were "consecutively referred" and that investigations were "approved" by the local ethics committee have been proven to be false. Therefore we fully retract this paper from the published record.

图 2-10　*The Lancet* 官方网站撤稿声明

例2：组织工程气管移植手术撤稿事件

2008年11月，巴塞罗那大学保罗·马基亚里尼（Paolo Macchiarini）研究团队在 *The Lancet* 发表题为 *Clinical transplantation of a tissue-engineered airway* 的研究论文，讲述了"世界首例组织工程气管移植手术"的经验。该研究描述了一种创新的方法用于组织工程气管置换，从而大大提高患者的生活质量。研究结果表明，细胞组织工程气管可以产生具有正常功能气管的机械特性，且没有排斥风险。Macchiarini作为手术主刀医生之一也是该论文的第一作者和通讯作者。

随后Macchiarini研究团队陆续发表多篇论文，证明其气管移植术的临床应用效果。然而，首例患者在接受手术的当年底，就发生了移植物脱落的严重术后并发症，并在术后 2 年内死亡。随后，接受 Macchiarini 人造气管移植术的 9 名患者中，8 名在术后 3 年内死亡，且都死于移植引发的严重并发症。仅存的 1 名因移除了移植物得以幸存，后来证实该患者根本不需要进行该项移植手术。医学界开始质疑 Macchiarini 论文中的数据，并夸大了气管移植术效果。事件发酵于 Macchiarini 前同事马蒂亚斯·科尔巴肖（Matthias Corbascio）等的联合举报，他们指控 Macchiarini 的论文中故意遗漏了患者的严重并发症，并质疑 Macchiarini 此前发表的关于该项技术的动物实验论文的伦理许可，以及说服没有必要接受气管移植的患者进行手术导致患者提早死亡等。

后经瑞典中央伦理审查委员会裁定，Macchiarini 的研究中存在学术不端行为，该委员会要求撤回其研究的 6 篇论文。Macchiarini 丑闻发生后，瑞典成立了国家研究不端行为评估委员会。2019 年，Macchiarini 被意大利法院裁定为"人身伤害罪"并判处有期徒刑。2023 年 10 月，*The Lancet* 撤回了 Macchiarini 发表的 2 篇论文（*Clinical transplantation of a tissue-engineered airway* 及 *The first tissueengineered airway transplantation: 5-year follow-up results*），理由是伪造/捏造数据（图 2-11）[24]。

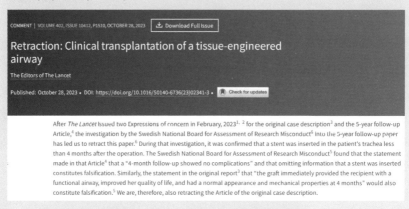

图 2-11 *The Lancet* 官方网站撤稿声明

例 3：刺激触发性多能性获得细胞研究撤稿事件

2014 年 1 月，小保方晴子（Haruko Obokata）及其团队在 *Nature* 上发表了关于刺激诱导多能干细胞的研究，论文题为 *Stimulus-triggered fate conversion of somatic cells into pluripotency*。研究表明利用弱酸性（pH 5.7）的刺激，能将老鼠身上已经分化的体细胞转化为多能干细胞，命名为刺激触发性多能性获得（stimulus triggered acquisition of pluripotency）细胞，简称 STAP 细胞。与诱导多能干细胞（induced pluripotent stem cells，iPS cells）等技术不同，该技术的亮点是仅通过改变外部环境，给予细胞刺激，就能使细胞发生变化。

然而，其他研究人员始终无法重复其实验结果，加之研究过程中出现的不一致性和图片造假指控，引发了广泛的争议。在经过数月的调查后，日本理化学研究所调查委员会认定小保方晴子在 STAP 细胞论文中有篡改、捏造的学术不端行为。2014 年 7 月，*Nature* 宣布撤销了相关的论文（图 2-12）[25]。这一丑闻不仅使该研究的第一作者小保方晴子声誉尽毁，还导致她的导师，时任日本理化学研究所发生与再生科学综合研究中心副主任的笹井芳树自杀身亡。2011—2014 年，用于 STAP 细胞的研究和不端行为调查的费用总额达到了 1.45 亿日元。

Retraction Note | Published: 02 July 2014

## Retraction Note: Stimulus-triggered fate conversion of somatic cells into pluripotency

Haruko Obokata, Teruhiko Wakayama, Yoshiki Sasai, Koji Kojima, Martin P. Vacanti, Hitoshi Niwa, Masayuki Yamato & Charles A. Vacanti

*Nature* **511**, 112 (2014) | Cite this article

图 2-12　*Nature* 官方网站撤稿声明

撤稿造成的后果是很严重的，对事件涉及的各方都会造成声誉的损害。对于作者，撤稿会对其学术声誉造成负面影响，可能导致其在学术界的地位和职业发展受到影响；对于科研机构，以后要想在该方向上获得经费支持会更加困难；对于相关研究领域，会使社会对相关科学成果的认可度降低，可能导致相关领域的研究进展受到影响；对于期刊，读者可能会质疑其同行评审过程以及学术水平；对于社会公众，撤稿浪费了社会资源，并且某些相关实践和政策可能建立在造假的研究结果之上，负面社会效应可能放大数倍，对社会造成巨大危害。撤稿事件反映出科学研究和学术出版环节中存在的问题，如学术不端行为的滋生、同行评审过程的漏洞以及科研伦理的缺失。为了应对这些挑战，学术界需要采取更加严格的数据管理和研究伦理措施，提高研究透明度，改进同行评审过程，并促进科研诚信教育，以最大限度避免论文撤稿事件的发生，保持社会对学术研究的信心。撤稿事件也提醒科研人员进行科学研究时，要始终恪守科学研究的诚信，遵守科学伦理规范，保持数据的真实性和可靠性，以及保证严谨的研究设计和分析。

撤稿是学术领域一个复杂而敏感的问题，从另一个角度来看，撤稿是维护学术真理的"自净"方式。主动撤稿体现的是研究者诚信和严谨的科研态度，是承担社会责任的良好体现。因此，尽管撤稿会对各方造成不良影响，但是也不能为了避免撤稿而回避责任和错误，各方应做好学术成果质量把关，共同维护学术生态的健康和稳定。

## 三、批量撤稿

批量撤稿是出版机构一次性撤回多篇文章的行为，可能因为发现某些作者、学术机构、期刊、"论文工厂"，甚至国家范围的大量文章存在严重的学术问题，而集中进行的大规模撤稿事件。批量撤稿能够有效地清理不符合标准的文章，恢复期刊的声誉，但是会对批量撤稿所指向的作者团队、机构等造成负面影响。

"论文工厂"撤稿是指学术期刊撤回大量由"论文工厂"提交的论文。

所谓"论文工厂"是指一些机构或个人以营利为目的，通过收取费用帮助"作者"（委托人）发表论文，而不考虑论文的质量和学术价值。"论文工厂"通过雇佣写手、使用 AI 工具等方式，大规模生产论文，但这些论文通常质量低劣，缺乏严谨的研究方法和真实的研究基础，甚至存在伪造数据和抄袭等问题。这种行为严重损害了学术研究的声誉和诚信。据估计，由"论文工厂"出售的虚假和编造的论文数量已高达数十万篇。撤回这些"论文工厂"发表的论文是学术期刊和学术机构的自我纠错的重要表现。如果被曝光存在学术不端，期刊往往通过撤稿来保护自己的品牌，但期刊收取的费用和"论文工厂"从中获得的利润依然不会受损。2024 年 2 月，中国科学院文献情报中心最新发布的《国际期刊预警名单》，其中就对"论文工厂"发文较多的期刊进行了预警标注。

据 *Nature* 报道，仅 2023 年，全球出版商发布了近 14 000 份撤稿声明，清理了大量造假论文和同行评审欺诈的论文，这一数量创下了年撤稿量新纪录，而这些撤稿中大部分来自 Wiley 出版社的子公司 Hindawi 旗下的期刊（图 2-13）[26]。据调查发现，Hindawi 在 2021—2022 年发表的近 6000 篇论文均被证实来自"论文工厂"。根据学术打假人 Smut Clyde 于 2022 年 9 月发表的一篇文章，通过学术侦探们对数千篇论文的审查，发现 Hindawi 特刊中存在"论文工厂"共生现象[27]。大多数 Hindawi 撤回的论文来自特刊，这些论文通常由客座编辑负责监督，这些编辑可以根据自己的喜好来选择接收稿件，并且可以自由地与"论文工厂"合作发表低质量或虚假论文，且编校质量低劣。这种出版流程被操纵造成的后果是不断有 Hindawi 旗下期刊被数据库剔除，以及规模庞大的批量撤稿事件。2023 年底，Wiley 宣布完全停止使用 Hindawi 品牌名称，并暂停了所有特刊的出版。此后，Wiley 将把 Hindawi 旗下约 200 种期刊重新整合到其主品牌中。

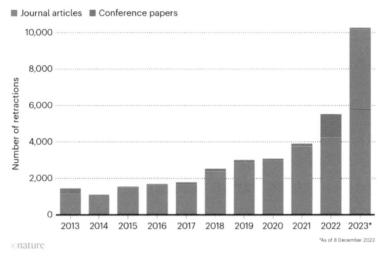

**A BUMPER YEAR FOR RETRACTIONS**
Retraction notices in 2023 have passed 10,000, largely
because of more than 8,000 retractions by Hindawi.

■ Journal articles ■ Conference papers

图 2-13　2013—2023 年撤稿情况

　　在 Hindawi 发布的 9600 余篇撤稿声明中有 8200 篇左右的文章涉及
中国作者。为了响应 Hindawi 旗下的学术期刊大量撤回中国学者论文的
事件，我国政府发起的全国范围内的撤稿和学术不端行为的自我审查行
动，要求各个大学须提交一份过去 3 年内从英文和中文期刊撤稿的所有
学术文章清单。提交的清单需要阐明论文被撤回的原因，并对涉及学术
不端的行为进行进一步调查。如果研究人员未申报被撤稿论文，但后续
被发现，将面临严厉惩罚。2024 年 2 月，*Nature* 发表了一篇题为 *China
conducts first nationwide review of retractions and research misconduct* 的新
闻（图 2-14）[28]。文章中指出，自 2021 年以来，已有超过 17 000 篇
论文撤稿涉及中国学者。这些国际期刊的批量撤稿对我国的学术声誉和
学术环境产生了不利影响。

## nature

Explore content ⌄    About the journal ⌄    Publish with us ⌄    Subscribe

nature > news > article

NEWS | 12 February 2024

# China conducts first nationwide review of retractions and research misconduct

Universities must declare all their retractions and launch investigations into misconduct cases; a *Nature* analysis reveals that since 2021 there have been more than 17,000 retractions with Chinese co-authors.

By Smriti Mallapaty

图 2-14    *Nature* 关于中国进行全国性撤稿和学术不端行为自查行动的报道

## 四、预印本平台的撤稿

预印本出版开放、便捷的特点也导致了预印本平台上发表文章质量参差不齐，甚至会有潜在的负面影响和应用风险，尤其在如新冠疫情这样紧急而复杂的公共卫生危机中。预印本平台的撤稿，通常是作者主动撤回稿件，由于并没有正式发表，因此通常标记为"撤回"（withdrawn）。

> **预印本平台的撤稿案例如下：**
>
> 例 1：新冠病毒"阴谋论"撤稿事件
>
> 2020 年 1 月印度理工学院和德里大学研究团队在 bioRxiv 上在线发表题为 *Uncanny similarity of unique inserts in the 2019-nCoV spike protein to HIV-1 gp120 and Gag* 的研究论文。文章比对了新型冠状病毒和 SARS 病毒的刺突蛋白（spike protein）序列，结果发现新型冠状病毒的刺突蛋白有 4 个独特的插入片段。数据库比对结果显示，这 4 个插入片段的氨基酸残基与艾滋病病毒的包膜蛋白 gp120 和衣壳结

构蛋白 Gag 具有相似性[29]。文章强调，新型冠状病毒 4 个特有的插入片段在自然界进化中不太可能偶然发生。文章的推论经部分媒体和科研人员的引导和解读，最后发酵为"阴谋论"，最终研究团队迫于研究严谨性和科学性的指责以及舆论压力而撤回稿件（图 2-15）[30]。虽然 MedRxiv、bioRxiv 等预印本出版平台在 2020 年 4 月紧急增设了发表内容初筛的措施，然而其筛查的范围仅限于"作者是否认真参与了研究"，并没有检查预印本的数据、结论等内容，难以避免低质量的文章出现[31]。

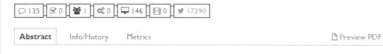

**WITHDRAWN**　　　　　　　　　　　　　🔔 Follow this preprint

**Uncanny similarity of unique inserts in the 2019-nCoV spike protein to HIV-1 gp120 and Gag**

Prashant Pradhan, Ashutosh Kumar Pandey, Akhilesh Mishra, Parul Gupta, Praveen Kumar Tripathi, Manoj Balakrishnan Menon, James Gomes, Perumal Vivekanandan, Bishwajit Kundu

**doi:** https://doi.org/10.1101/2020.01.30.927871

This article is a preprint and has not been certified by peer review [what does this mean?].

💬 135　☑ 0　👥 1　🔗 0　🖥 146　📖 0　🐦 17290

**Abstract**　　Info/History　　Metrics　　　　　　📄 Preview PDF

**Abstract**

This paper has been withdrawn by its authors. They intend to revise it in response to comments received from the research community on their technical approach and their interpretation of the results. If you have any questions, please contact the corresponding author.

**图 2-15　bioRxiv 官方网站撤稿声明**

例 2：羟氯喹 / 氯喹治疗 COVID-19 的撤稿事件

2020 年 5 月，Benjamin Davido 团队在 medRxiv 发表题为 *Hydroxychloroquine plus azithromycin: a potential interest in reducing in-hospital morbidity due to COVID-19 pneumonia (HI-ZY-COVID)?* 的研究论文，研究显示羟氯喹 / 阿奇霉素对于治疗 COVID-2019 患者有显著疗效。但作者于 5 月 20 日，以该研究为回顾性研究为由宣布撤稿（图 2-16）[32]。2020 年 6 月 15 日，美国 FDA 撤销了对羟氯喹 / 氯

喹治疗 COVID-19 的紧急使用授权。

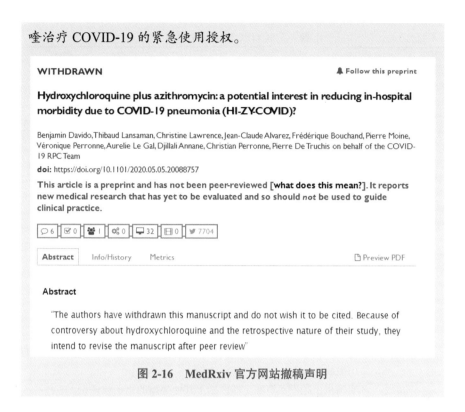

**WITHDRAWN**  🔔 Follow this preprint

### Hydroxychloroquine plus azithromycin: a potential interest in reducing in-hospital morbidity due to COVID-19 pneumonia (HI-ZY-COVID)?

Benjamin Davido, Thibaud Lansaman, Christine Lawrence, Jean-Claude Alvarez, Frédérique Bouchand, Pierre Moine, Véronique Perronne, Aurelie Le Gal, Djillali Annane, Christian Perronne, Pierre De Truchis on behalf of the COVID-19 RPC Team

**doi:** https://doi.org/10.1101/2020.05.05.20088757

This article is a preprint and has not been peer-reviewed [**what does this mean?**]. It reports new medical research that has yet to be evaluated and so should *not* be used to guide clinical practice.

💬 6  ☑ 0  👥 1  ⚙ 0  💬 32  📄 0  🐦 7704

**Abstract**   Info/History   Metrics   📄 Preview PDF

**Abstract**

"The authors have withdrawn this manuscript and do not wish it to be cited. Because of controversy about hydroxychloroquine and the retrospective nature of their study, they intend to revise the manuscript after peer review"

**图 2-16　MedRxiv 官方网站撤稿声明**

　　由此可见，除了用户认可制度（arXiv）、两级筛选过程（bioRxiv）等预印本平台现有的审核机制，预印本出版模式需要进一步完善其审核和准入机制，以提高所发表研究成果的科学性和严谨性，尽量降低和避免发布和传播不可靠证据所带来的潜在危害。

## 五、应对撤稿

　　正因为撤稿的后果严重，不管是科研人员还是期刊方面都想避免此类事件的发生。尽管 COPE 提供了如何以及何时撤稿的详细政策（表 2-3）[33]，但是期刊可以自己决定是否要遵循这个规范。COPE 的撤稿指南为编辑提供了建议和指导，包括什么时候应该考虑撤稿，撤稿声明中应该包括什么内容，以及在没有确定撤稿证据的情况下该怎么做。有些出版商或期刊为了在文章发表中谋取利益，存在操纵出版流程

表 2-3　COPE 撤稿指南要点 *

| 要点 | 具体建议 |
|------|----------|
| 如果出现这些情况，编辑应考虑撤稿 | ·有明确的证据表明研究结果是不可靠的，要么是由于重大错（例如，计算错误或实验错误），要么是由于捏造（例如，数据）或伪造（例如，图像操纵）<br>·文章构成剽窃或抄袭<br>·研究结果之前在其他地方发表过，但没有适当注明之前的来源，也没有向编辑披露，没有获得重新发表的许可或证明（即重复发表的情况）<br>·包含未经授权使用的材料或数据<br>·版权受到侵犯或存在其他严重的法律问题（如诽谤、隐私）<br>·报告了不道德的研究<br>·文章发表基于妥协或操纵的同行评议过程<br>·作者没有披露主要的竞争利益（又称利益冲突），在编辑看来会影响编辑和同行评审对文章的解读或推荐 |
| 撤稿声明应 | ·尽可能链接到被撤回的文章（即所有的在线版本）<br>·清楚地标明撤稿文章（例如，在撤稿标题中注明标题和作者或引用撤稿文章）<br>·明确指出是撤稿声明（即区别于其他类型的更正或评论）<br>·应及时发表，以尽量减少有害影响<br>·对所有读者免费开放（即不存在访问障碍或仅对订阅者开放）<br>·说明是谁撤回了文章<br>·说明撤稿的原因<br>·客观、实事求是，避免使用煽动性的语言 |
| 在这些情况下撤稿是不合适的 | ·作者身份有争议，但没有理由怀疑研究结果的有效性<br>·这项工作的主要发现仍然是可靠的，更正说明可以充分解决错误或问题<br>·编辑没有确凿的证据支持撤稿，或者在等待更多信息，例如来自机构调查的信息<br>·另见关注表达论坛讨论<br>·作者的利益冲突已在发表后向期刊报告，但在编辑看来，这些冲突不太可能影响对文章的解释、建议或结论 |

＊译自 COPE 官方网站。

的行为，出现了大规模的撤稿事件，COPE 也给出了对于期刊或出版商批量撤稿的指南[34]。指南解决了编辑和出版商在撤稿管理方面的四个关注领域：①如何处理收集证据的实际问题和行政管理负担；②如何提供及时的正当程序，在考虑批量评估的同时考虑对期刊或出版商的资源影响和限制；③出版商之间信息共享的范围和机制；④如何管理编辑加工自由、出版商责任和法律风险三者间的矛盾。

在如何执行撤稿上，有些期刊是在文章主页上做了标记，有的是在 pdf 文件上加标记，有的是直接删除文章，还有的期刊怕影响声誉根本就不提撤稿的事。还有些期刊即使做出撤稿决定，也没有公布撤稿原因，或者有的给出了没有任何信息价值的撤稿声明，比如"这篇文章是应作者要求而撤销的，他希望以此来消除不正确信息"。关于哪些信息是不正确的，甚至都没有提及。这会造成文章后续引用的混乱，因为文章被撤稿后，其 DOI 号始终有效，还可以继续被引用和统计文献计量学数据。如果科研人员在研究中参考了已经被撤稿文献的研究方法或结果，有可能会导致一系列级联的负面影响。因此，在科研人员做研究或撰写文章时都应仔细甄别、随时跟踪，以免引用的研究结果已被撤稿。出版后评价平台的兴起（如 PubPeer、Retraction Watch、F1000、Reasearchgate 等），为科研人员提供了专业的交流平台，能够使研究在发表后暴露在更大范围得到更多同行的监督和验证。其中 PubPeer 和 Retraction Watch 主要关注学术不端问题，而 F1000 关注的是优秀稿件，Reasearchgate 则旨在推动全球范围内的科学合作，分享科研方法以及交流想法。虽然关注的重点不同，但是这些出版后文章的评价平台都是传统的同行评议的有利补充，都能为遏制学术不端，提升文章的价值，改善提升学术研究环境提供帮助，这不仅对及时跟踪撤稿信息有重要意义，还在一定程度上保证了研究结论的有效性，不管是科研人员还是学术期刊编辑都应及时关注相关信息。

目前，国际上较热门的出版后评价平台有以下两个（俗称"论文打假"网站）：

1. PubPeer（pubpeer.com）

PubPeer 是由 Brandon Stell，Richard Smith 和 George Smith 于 2012 年创立的一个学术论坛（图 2-17）。2014 年 PubPeer 用户对小保方晴子（Haruko Obokata）在 STAP 细胞研究的讨论，促使其文章被 *Nature* 撤稿的事件，使 PubPeer 在学术评价领域一炮打响。所有 PubPeer 注册用户可以匿名对已发表研究进行评论。评论内容可以是批评、质疑、改进建议等，尽管评论内容需要审核后才能显示，但是由于 PubPeer 鼓励匿名评论，这使得其评论明显缺少必要的监管，且评论者可能存在利益冲突，甚至有评论者通过恶意评论干扰文章作者的研究精力。这使得 PubPeer 的公信力存在争议，但这并不影响 PubPeer 越来越多地受到科研人员的青睐。目前 PubPeer 对提升评论有效性和可信度的措施是仅允许在 PubMed 收录文章的第一作者和通讯作者注册账户。

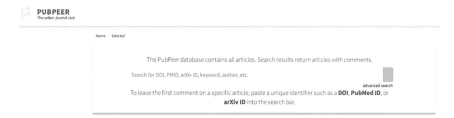

图 2-17　PubPeer 检索页面（图片截取自 PubPeer 官方网站）

2. Retraction Watch（retractionwatch.com）

撤稿观察网（Retraction Watch）是由学者 Adam Marcus 和 Ivan Oransky 在 2010 年成立的一个报道撤稿事件的博客（图 2-18）。正如网站主页第一句话 "Tracking retractions as a window into the scientific process"，其目的是通过调查报道揭露学术界各类撤稿事件，为研究人员跟踪撤稿和了解科学过程提供一个窗口[35]。2014 年，麦克阿瑟基金会提供了 40 万美元的经费用来帮助 Retraction Watch 扩大调查内容，关注撤稿文章背后更广泛、更具系统性的问题。Retraction Watch 最为国内研究者熟悉的是 2016 年对韩春雨基因编辑技术 "NgAgo" 的关注，其

促使 *Nature Biotechnology* 的撤稿。网站登记并随时更新一份迄今为止世界上论文撤稿的数量排名的名单"The Retraction Watch Leaderboard"[36]。截至 2024 年 7 月，"享誉全球"的麻醉领域和重症监护专家约阿希姆·博尔特（Joachim Boldt）以 220 篇位居榜首，日本麻醉医生藤井善隆（Yoshitaka Fujii）以 172 篇位列第二。

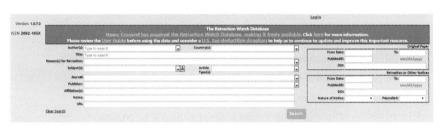

图 2-18　**Retraction Watch Database** 检索页面

（图片截取自 **Retraction Watch Database** 主页）

目前，Wiley 集团投稿系统 ReX Submission 中内嵌的参考文献处理软件 Edifix 已经集成了撤稿论文数据库的功能，软件系统可以自动扫描参考文献，检查参考文献中是否引用了已经撤稿的学术论文。通过优化的投稿系统不仅让作者的科研更具可靠性，还让期刊编辑的工作更加高效，还为出版商提供了强有力的学术诚信监测机制。

由于科技论文发表数量持续增长，论文发表基数增加，撤稿论文数量也在不断攀升。一方面，在浮躁的科研氛围，不合理的评价制度下，伴随着"论文工厂"的兴盛，催生了大量"问题论文"，且 AI 等技术工具的发展使学术造假的门槛降低；另一方面，学术不端行为检测技术不断进步以及学术打假网站兴起，"问题论文"不断曝光。因此，在科学研究和论文出版的全周期，需提升各环节参与人的学术诚信意识，开展规范的监管策略，共同努力营造良性的学术出版氛围。

## 总结

本节首先区分了文章发表前后的几种撤稿类型，深入分析了撤稿的原因并结合撤稿案例深入探讨撤稿造成的影响。其次，分别举例介绍了批量撤稿对期刊、机构和国家造成的严重影响，以及预印本平台的撤稿在社会造成的负面影响。最后，通过介绍 COPE 的撤稿指南规范和论文出版后评价平台，强调学术研究和论文出版全周期学术诚信的重要性。

# 参考文献

［1］BOLLEN J, VAN DE SOMPEL H, HAGBERG A, et al. A principal component analysis of 39 scientific impact measures[J]. PLoS One, 2009 4(6): e6022.

［2］The New England Journal of Medicine. Presubmission Inquiries [EB/OL]. [2023-06-06]. https://www.nejm.org/author-center/presubmission-inquiries.

［3］CROSSCHECK. CrossCheck 检测系统介绍 [EB/OL]. [2023-06-16]. https://www.crosscheckcn.com.

［4］张春丽, 商丽娜, 倪四秀. 科技期刊开放式同行评议模式探索 [J]. 中国科技期刊研究, 2015, 26(11): 1151-1155.

［5］任锦. 级联同行评审的发展与启示 [J]. 中国科技期刊研究, 2020, 31(8): 888-892.

［6］Registered Reports: Peer review before results are known to align scientific values and practices[EB/OL]. [2023-06-29]. https://www.cos.io/initiatives/registered-reports.

［7］OOSTERHAVEN J. Too many journals? Towards a theory of repeated rejections and ultimate acceptance[J]. Scientometrics, 2015, 103(1): 261-265.

［8］王妍, 陈银洲. 退稿转投推荐的研究与实现 [J]. 编辑学报, 2019, 31(6): 614-618.

［9］CREATIVE COMMONS. About CC Licenses[EB/OL]. [2023-07-05]. https://creativecommons.org/share-your-work/cclicenses.

［10］KRUMHOLZ H M, BLOOM T, SEVER R, et al. Submissions and Downloads of Preprints in the First Year of medRxiv[J]. Journal of the American Medical Association, 2020, 324(18): 1903-1905.

［11］BIORXIV. Submission Guide[EB/OL]. [2023-08-10]. https://www.biorxiv.org/submit-a-manuscript.

［12］SILER K, LEE K, BERO L. Measuring the effectiveness of scientific gatekeeping[J]. Proceedings of the National Academy of Sciences of the United States of America, 2015, 112(2): 360-365.

［13］ BIORXIV. Frequently Asked Questions[EB/OL]. [2023-08-10]. https://www. biorxiv.org/about/FAQ.

［14］陈悦, 王智琦, 刘则渊, 等. 预印本的学术影响力研究——以 arXiv 自存档论文为例 [J]. 情报学报, 2019, 38(8): 815-825.

［15］李楚威, 丁佐奇. 基于 ASAPbio 预印本列表的国际预印本平台发展态势研究 [J]. 中国科技期刊研究, 2023, 34(7): 826-833.

［16］王智琦. 预印本的科学交流功能及其多维测评 [D]. 大连: 大连理工大学, 2020.

［17］ InCites Essential Science Indicators[DB/OL]. [2023-07-20]. https://esi.clarivate. com/IndicatorsAction.action.

［18］ TRENDMD. How it works[EB/OL]. [2023-07-21]. https://trendmd.com/how-it-works-readers.

［19］ HAUSTEIN S, PETERS I, BAR-ILAN J, et al. Coverage and adoption of altmetrics sources in the bibliometric community[J]. Scientometrics, 2014, 101(2): 1145-1163.

［20］ ALTMETRIC. The donut and Altmetric attention score[EB/OL]. [2023-07-26]. https://www.altmetric.com/about-us/our-data/donut-and-altmetric-attention-score.

［21］ ALTMETRIC. How is the Altmetric attention score calculated?[EB/OL]. (2023-09-29)[2023-10-08]. https://help.altmetric.com/support/solutions/articles/6000233311-how-is-the-altmetric-attention-score-calculated.

［22］白小晶, 刘晶晶, 翁彦琴. 英文学术期刊论文出版与推广体系构建——以《Microsystems & Nanoengineering》为例 [J]. 编辑学报, 2020, 32(1): 92-96.

［23］ Retraction—Ileal-lymphoid-nodular hyperplasia, non-specific colitis, and pervasive developmental disorder in children[EB/OL]. (2010-02-06)[2023-12-05]. https://www.thelancet.com/journals/lancet/article/PIIS0140-6736(10)60175-4/fulltext.

［24］ Retraction: Clinical transplantation of a tissue-engineered airway[EB/OL]. (2023-10-28)[2023-12-05]. https://www.thelancet.com/journals/lancet/article/PIIS0140-6736(23)02341-3/fulltext.

［25］ Retraction Note: Stimulus-triggered fate conversion of somatic cells into pluripotency[EB/OL]. (2014-07-02)[2023-12-05]. https://www.nature.com/articles/nature13598.

［26］ NOORDEN R V. More than 10,000 research papers were retracted in 2023—a new record [EB/OL]. (2023-12-12)[2024-02-15]. https://www.nature.com/articles/d41586-023-03974-8.

［27］CLYDE S. Cyclotron Branch, Before the Fall [EB/OL]. (2022-09-05)[2024-02-15]. https://forbetterscience.com/2022/09/05/cyclotron-branch-before-the-fall.

［28］MALLAPATY S. China conducts first nationwide review of retractions and research misconduct [EB/OL]. (2024-02-12)[2024-02-14]. https://www.nature.com/articles/d41586-024-00397-x.

［29］PRADHAN P, PANDEY A K, MISHRA A, et al. Uncanny similarity of unique inserts in the 2019-nCoV spike protein to HIV-1 gp120 and Gag[EB/OL]. (2020-01-31)[2023-11-26]. https://www.biorxiv.org/content/10.1101/2020.01.30.927871v1.

［30］BIORXIV. Withdrawn Note[EB/OL]. (2020-02-02)[2023-11-26]. https://www.biorxiv.org/content/10.1101/2020.01.30.927871v2.

［31］唐耕砚, 蔡豪. 预印本平台的舆论治理困境与应对策略——基于"新型冠状病毒肺炎"事件的反思 [J]. 科学学研究, 2021, 39(4): 587-593.

［32］MEDRXIV. Withdrawn Note[EB/OL]. (2020-05-20)[2023-11-26]. https://www.medrxiv.org/content/10.1101/2020.05.05.20088757v2.

［33］COPE Council. COPE Retraction guidelines — English [EB/OL]. (2019-11)[2023-11-26]. https://doi.org/10.24318/cope.2019.1.4.

［34］COPE Council. Addressing concerns about systematic manipulation of the publication process[EB/OL]. (2023-04)[2023-11-27]. https://publicationethics.org/node/56188.

［35］Retraction Watch[DB/OL]. [2023-07-11]. https://retractionwatch.com.

［36］The Retraction Watch Leaderboard[EB/OL]. [2024-02-06]. https://retractionwatch.com/the-retraction-watch-leaderboard.

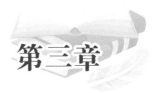

# 第三章

# 英文论文撰写与投稿中常见错误

关于论文写作，学术期刊通常倾向于清晰、简洁、直观的铺陈方式，因为期刊是面向全球读者的刊物，而很多读者的母语不是英语，因此建议尽量少用或不用生僻、晦涩的词语以及复杂的句型和语法技巧，务必使文章清晰明了，前后逻辑连贯。前两章主要介绍了文章的类型及投稿和发表的流程，本章将着重以示例的方式从英语语言的角度探讨文章中常见的表达问题，并结合编辑工作经验介绍文章中常见的图表问题和投审稿流程中常见的错误。

## 第一节　常见语言错误

前文介绍了如何撰写生物医学英文论文，其中也提到一些语言和写作上的要点。在这里，以 *Nature Medicine* 的投稿指南关于语言部分的规定为例（表 3-1）[1]，具体了解英文学术出版行业对于语言文字方面的要求。

这些内容是否与平时以为的"语言好"的概念不一致？比如，作者很可能认为应该多用专业术语，以显示专业程度。然而，恰恰国际学术出版界对于优秀科技论文写作的界定是"understandable to non-experts"（能让非本专业的读者读懂）[2]。作者首先应该了解学术论文作为一种应用型写作，其语言核心要求不仅在于语句正确无基本错误，更应该是有效的表达。而"有效"体现在写出来的论文能让读者轻松而精准地理解到想要呈现的内容，能随时回忆起论文中的重要信息，并在需要的时候加以参考。要做到有效写作，在写作过程中作者应该站在读者的角度去思考如何准确表达，养成以读者为中心的思维和写作习惯，力求写出来的语句、段落和篇章都能让读者轻松获取信息。因此，科技论文写作的要旨在于简单、直接表述出可重复的研究过程，并科学分析出其意义和价值。

表 3-1　写作和结构技巧 *

| 原文 | 译文 |
| --- | --- |
| Submissions should be accessible to non-specialists; you should ensure that your findings are communicated clearly | 所投稿件应可供非专业人士阅读，您应该确保清楚表达科研发现 |
| A basic scientific knowledge may be assumed, but be aware that language and concepts that are standard in one field may be unfamiliar to colleagues working in another area | 可以假设读者具备基本科学知识，但请注意，某个领域的标准语言和概念可能对其他领域的读者来说并不熟悉 |
| Technical jargon should be avoided, and clearly explained where its use is unavoidable | 尽可能避免使用高度专业性术语，不能避免时应明确解释 |
| Abbreviations should be kept to a minimum and should be defined when first used | 尽量少用缩写词，并在首次使用时进行定义 |
| The background, rationale and main conclusions of the study should be clearly explained | 应清晰解释研究的背景、理论基础和主要结论 |
| Titles and abstracts should be easily understood by any scientist | 标题和摘要应使用任何专业的科学家都容易理解的语言 |
| No paper will be rejected for poor language | 任何论文都不会单纯因为语言不佳而被拒稿 |

*表格内容翻译自 *Nature Medicine* 官网。

　　因为英语并不是中国作者的母语，在语言文字运用过程中不可避免地会出现各种各样的问题和错误，包括词汇选择和使用、句子的语法结构、时态语态等[3]。虽然读者和编辑都了解作者的非英语母语背景，不会苛求语言地道，但作者还是应该尽量避免基本的语言错误及不规范之处。本节将从选词、造句、段落布局等语言文字和写作逻辑方面以实例加点评和修改的方式展示一些常见错误，并提醒作者在撰写过程中加以规避，从而提高表达的准确度和论文整体的可读性。

## 一、用词

首先，措辞 / 用词（diction）的问题存在于各种词性。对于非母语作者来说，主要问题在于词汇量不足、词义把握不准确，因此造成动词、形容词、副词等用词不当。先看如下例子：

**示例 3-1**

例 1：Two teams transplanted genetically modified porcine kidneys into brain-dead patients <u>respectively</u>.

注：作者可能经常用到 respectively，认为它的意思是"分别地""单独地"。其实 respectively 是表达两个及以上的物体和某结果间一一对照的关系，例如"Trimethoprim and sulfamethoxazole are selective inhibitors of CYP2C8 and CYP2C9, respectively"，意为"甲氧苄氨嘧啶和磺胺甲噁唑分别选择性抑制 CYP2C8 及 CYP2C9"。而例句中作者想表达两个研究团队"分别""独立"将经基因修饰过的猪肾脏移植到脑死亡患者体内，这样的独立研究行为应该用的副词是 independently。

改：Two teams <u>independently</u> transplanted genetically modified porcine kidneys into brain-dead patients.

例 2：Notably, we further show that 62 dietary habits <u>exist</u> significant difference between groups, including alcohol and salt consumption, suggesting dietary habits might be important for obese-related hypertension.

注：这句话在编辑看来可能是翻译软件处理的结果。其中 exist 在英语母语的读者中非常难以理解，还原到中文可能是"两组间 62

种饮食习惯存在显著差异"。这是典型的将中文用词习惯生搬硬套到英语的结果。

改：Notably, we further showed significant differences between groups in 62 dietary habits, including alcohol and salt consumption, suggesting that dietary habits might greatly impact obese-related hypertension.

例 3：Notably, the University of Maryland Medical Center completed the first pig-to-human heart transplant on January 7, 2022, successfully transplanting 10 genetically edited pig heart into a patient with end-stage heart failure, who survived 60 days following surgery.

注：在这个例句中，10 genetically edited pig heart 的表述产生了歧义。数词"10"对应的名词是 pig heart，很容易让读者理解为十个猪心脏，所以此处应该改为"a pig heart that had 10 gene edits"。有时词语在句子中的位置不当，也会引起阅读困难或者误解。写作英语句子时应该有意识抛开中文母语的修饰方式，提高表达准确性。

改：Notably, the University of Maryland Medical Center completed the first pig-to-human heart transplant on January 7, 2022, successfully transplanting a pig heart that had 10 gene edits into a patient with end-stage heart failure, who survived 60 days following surgery

例 4：Most studies have shown that compared with healthy subjects, the proportion of neutrophils and T cells in BALF of lung cancer patients is up-regulated.

注：这句话的问题在于对词汇的使用习惯，特别是表示比较和对比时，中文论文中可能经常会有这样的用词方式：与对照组相比，实验组的肺泡灌注液中中性粒细胞和 T 细胞都有所上调 / 增长。然而，对于英语的思维习惯来说，组间对照属于横向比较，只能说某一指标

实验组比对照组"高"，用 higher 或 greater 等表示横向比较的比较级；同一组的数据在实验前后的对比属于纵向比较，才能谈得上实验后相对于实验前该指标"增长"或"提高"，用 up-regulated 或者 increased 等表示纵向比较的词汇。

改：Most studies have shown that compared with healthy subjects, the proportion of neutrophils and T cells in BALF of lung cancer patients is markedly <u>higher</u>.

除了这些典型的用词不当以外，还有很多句子的语法没有问题但明显不符合英语的习惯用法。例如来自中国作者论文中的这句话"Degrading characteristics of siderophore producing bacterium Bacillus subtilis Bs-15 to Phoxim"，其中的"degrading characteristics"中国读者可能很容易理解作者想表达"降解特性"，然而英语母语读者阅读起来会感觉语意不明，因为地道的英语中这两个单词并没有以这种方式组成词组的情况。这样的例子还有很多，尽管也不算太大的问题，但是作者可以通过多阅读英语母语作者的文献来学习更加地道的词汇用法。

1.冠词

冠词（article）是一种虚词，本身不能独立使用，只能放在名词前帮助说明名词所指的人或事物。它是英语词性中最小的一类，只有三个：一种是不定冠词（indefinite article），包括 a 和 an；一种是定冠词（definite article），即 the；某些特定场合不用冠词，这种情况也别称为零冠词（zero article）。关于定冠词，作者应该注意定冠词的"特指"属性。

对于中国作者来说，由于中文用语习惯中冠词特别是定冠词的缺失，使作者在具体的英文写作场景中经常面临是否应该使用冠词，用哪个冠词的困惑。可数名词比较容易掌握，非特指的情况下用 a/an，或者复数形式；特指的情况下用定冠词 the，例如："A pulmonary nodule smaller than 0.8 × 0.8 is usually not considered for operation."；同样意思的表述，也可以用复数形式"Pulmonary nodules smaller than 0.8 × 0.8

are usually not considered for operation."；特指当前讨论中这个肺结节的话，可以写成 "Since the pulmonary nodule was smaller than 0.8 × 0.8 in size, operation removal was not considered for the time being."。对于不可数名词，也需要区分是否特指。例如泛指水，可以说 "Water is essential to human beings."，而单特指"这滩水"的时候，就应该说 "The water on the desk is caused by my cat."。

---

**示例 3-2**

例：The flow cytometry also helps tell lymphomas from the non-cancer diseases in the lymph nodes.

注：流式细胞术本身是不可数名词，一般情况下为非特指，不需要加 the；另外 non-cancer diseases 是可数名词复数形式泛指淋巴结肿的非癌症疾病，也是泛指，不需要加定冠词 the。

改：Flow cytometry also helps tell lymphomas from non-cancer diseases in the lymph nodes.

---

2. 生僻词还是普通词？

作者在做出使用生僻词还是普通词这个选择之前，需要明确一点：这里所谓的生僻词或普通词，并不是针对作者而言的，而是对读者来说哪一个更容易理解。任何形式的写作，其有效性都在于读者通过作品对于信息获取的程度。基于传播知识的论文写作目的，作者在写作过程中应该注意避免"炫技"而选用生僻词，尽量使用对于读者来说更常见的普通词。英语词汇十分丰富，绝大多数的词可以归为两个来源：拉丁语（Latin）和盎格鲁 – 撒克逊语（Anglo-Saxon）。拉丁语来源的词汇主要用于商业、政治、法律等有关的正式文件或场合；而盎格鲁 – 撒克逊来源的词汇多与日常生活有关，比拉丁词源的单词更加简单直接而且更常见[4]。因此，科技论文写作中，为了让语言表达简洁有力，作者可多使用盎格鲁 – 撒克逊词源的单词。

**示例 3-3**

例：咽喉——throat 与 laryngopharynx

注：两者中 throat 是英语单词；laryngopharynx 源自希腊语的 pharynx 和 larynx，分别指"咽"和"喉"。对比之下显然 throat 更浅显易懂。

例：有毒的——poisonous 与 toxic

注：有时候词汇的长度与其难易程度并不成正比。这个例子中 poisonous 虽然看起来更长，但因为它的词源是盎格鲁-撒克逊，比源自拉丁语"tox-"的 toxic 就更容易被普通读者理解。

3. 具象词还是抽象词？

实义词，或者具象词，指代能让人看得见、摸得着的物体或者行动。抽象词则与之相反，是将一类具象词概括出某一特性的词汇。例如"电子显微镜"与"设备"，或者"冠状动脉搭桥术"与"手术操作"，前者均为实义词，后者为抽象词。很多时候因为抽象词显得更"高档"而备受作者青睐，而实际上，科技论文写作中具象词能更简单直接地准确表达意思，更有利于读者理解。

**示例 3-4**

例：We performed proper operative procedure to ensure stable life signs of the patient.

注：这句话中如果用具体的 coronary stent implantation 就比抽象的 proper operative procedure 更直截了当地让读者明白具体用了什么治疗手段来稳定患者的生命体征。

改：We performed coronary stent implantation to ensure stable life signs of the patient.

4. 名词做修饰词合适吗？

首先名词的修饰词可以是形容词、名词、现在/过去分词等，其中形容词、分词等形式较常见。分词做名词定语的时候，需要注意现在分词和过去分词其动词和核心名词之间的主被动关系。对非母语的作者来说，有一个比较难以把握的问题是：名词可以用来修饰限定另一个名词吗？答案是肯定的，例如常见的固定用法 fire fighter、time table、football match 等。但在医学英语写作中最好避免大量使用名词作为定语。

---

**示例 3-5**

例：以下 3 个短语是否恰当？ 1. diabetes patient; 2. depression episode; 3. elderly over-the-counter drug users.

注：虽然名词确实可以做修饰词，但很多情况下会导致修饰关系不清晰，所以这种用法最好避免，分别改成：

改：1. patient with diabetes 或 diabetic patient; 2. depressive episode 或 episode of depression; 3. elderly users of over-the-counter drugs.

---

另外一种情况是有些作者喜欢用长串名词结构叠加作为修饰语，例如："a preliminary global Alzheimer's disease map"，这个长修饰语在理解上是没有问题的，但不符合英语的用词习惯，最好改成"a map for global distribution of Alzheimer's disease"。

5. 名词化等于高端？

名词因为是人、事、物、地点或抽象概念的统一名称，是构成句子主语或者宾语不可或缺的成分，因此更容易被非母语作者错误使用。关于名词使用最常见的问题除了同义词或近义词之间的选择不当，还有对其他词性词语的名词化滥用。英文的名词化是指将动词、形容词等其他词性的单词通过词形的改变转化为名词来使用。常见的词形变化包括如下后缀：

---

**示例 3-6**

-tion

例 1：The specialist made a suggestion of operation.

---

改：The specialist suggested operation.

例 2：We conducted an investigation on the smoking behavior in adolescents.

改：We investigated smoking behavior in adolescents.

-ment

例 3：The PI made the assignments to different groups randomly.

改：Patients were randomly assigned to different groups.

例 4：We applied the adjustment to exclusion criteria.

改：We adjusted the exclusion criteria.

-or

例 5：Headache is considered an indicator of hypertention.

改：Headache may indicate hypertention.

-ity

例 6：The study design had applicability.

改：The study design was applicable.

例 7：The patient group had great demographical diversity.

改：The patient group was demographically diverse.

-al

例 8：This procedure is for contaminant removal from the sample.

改：This procedure removes contaminant from the sample.

例 9：Any patient who stated refusal to join the control group was excluded from the trial.

改：Any patient who refused to join the control group was excluded from the trial.

名词化可能是中国作者写作中高频率出现的一个习惯性问题，因为受母语影响习惯将动词或形容词名词化运用，似乎显得更高档或正式。如这句中文："本文主要从人源化模型在非小细胞肺癌治疗的应用方面进行综述，为各种非小细胞肺癌免疫治疗方案的临床前试验提供指导，以期推进这些方案的临床试验。"转换成英文写作时，作者往往会沿用中文式名词化思路，写成"… to provide guidance for preclinical research on immunotherapy strategies for various types of non-small cell lung cancers."。之所以不提倡名词化，最主要的原因就是将原本的动词或其他词性的单词名词化的过程中，需要添加一个动词来搭配，以确保句子有谓语动词。这些虚指动词包括以上示例中的 made、conducted、applied、is considered、had、is for、stated 等。因此整个句子显得冗赘，不如直接用动词或形容词本身简洁。

6. 政治不正确或冒犯用词

虽然这类错误的占比不高，但仍然需要作者在撰写论文时引起重视。特别是医学研究中因为可能涉及不同种族或不同情况的患者信息，可能会不知不觉冒犯某个群体。当描述临床试验中的参与者或社会中的群体时，应该小心避免使用贬低特定族群的用语。另外，对于患者或者不同状态健康人的称谓上必须做到尊重，当提到人群时，尽量使用概括性的用词以及非歧视性的客观描述。

---

**示例 3-7**

例 1：Each man should fend for himself.

注：只有特指/强调男性时才能用 man，普遍情况下应该消除性别歧视，用代表所有性别的单词。例如以前用的 chairman，spokesman 等单词，也已经被 chairperson, spokesperson 等取代。

改：People should fend for themselves.

例 2：The trauma victim was sent to the emergency department

---

within half an hour.

注：这里 victim 一词具有负面内涵，强调了受害的概念。与之相同的还有 suffer from 这类用词，都需要尽量避免。可以用更中性、不带主观色彩的词取代，如 people with … disease, the patient 等。

改：The patient was sent to the emergency department within half an hour.

例 3：The heaviest 45 cases with cementless total knee arthroplasty were compared with 45 controls of 45 total knee anthroplasty for 50 knees each, with respect to clinical and radiographic data.

注：这里用物化的词语 cases 和 controls 来分别指代试验组和对照组，对患者不够尊重，应该尽量避免。

改：The heaviest 45 patients (50 knees) who underwent cementless total knee arthroplasty were compared with a matched control group of 45 total knee arthroplasty patients (50 knees) with respect to clinical and radiographic data.

例 4：The patient suffered from chemotherapy for lung cancer.

注：这里的 suffer 在语义上指患者正在经历某种不好的事 / 情况，因为带有比较明显的主观感受，有居高临下的意思，在英语中算是冒犯，应该尽量避免。

改：The patient underwent chemotherapy for lung cancer.

7. 第一人称还是第三人称？

以往在科技论文写作中，为了避免第一人称太过"主观"的视角而提倡使用第三人称、研究对象或现象等"客观"的词语作为主语，也提倡用被动语态来显示客观性（详见下文"语态"）。但是到了 20 世纪 90 年代初，学术出版界的观点开始改变，提倡使用直接的表述，即让读者更有面对面对话感的第一人称来写作，因此越来越多文章逐渐倾向于用第一人称来描述[5]。

示例 3-8

例 1：Fiberoptic bronchoscopy was performed before and during administration of chemotherapy in 32 patients with unresectable non-small cell carcinoma of the lung. Pretreatment findings varied with the histologic cell type. Direct visual and/or pathologic evidence of cancer was obtained in 11 of 11 patients with epidermoid, in 5 of 7 with large cell, and in 9 of 14 with adenocarcinoma. In 5 of the 32 patients, intrathoracic tumor was documented at bronchoscopy but not by chest x-ray. During chemotherapy, one of five episodes of response and eight of 21 episodes of chest tumor progression were detected solely by bronchoscopy, while in an additional two objective responses and six progressions, bronchoscopic and radiographic findings simultaneously improved or deteriorated. The likelihood of documenting disease progression by bronchoscopy also depended upon the histologic type of cancer. Enlarging chest tumor found solely by chest x-ray occurred exclusively in patients with large cell carcinoma and adenocarcinoma. During chemotherapeutic treatment of our patients, addition of serial bronchoscopic examinations to standard means of assessing tumor response frequently allowed the earlier discontinuation of an ineffective drug regimen.

注：以上摘要来自经典的老刊 *Cancer* 发表于 1980 的研究论文[6]。这段共 178 个单词，包括 8 个完整的句子，其主语全为客观事物，包括纤维支气管镜、预处理结果、直接镜检及病理证据、胸腔内肿瘤、肿瘤进展阶段、病程记录可能性、胸部肿瘤扩大，以及增加其他支气管镜检。

例 2：(Introduction) In this setting, we report the early experience with BNT162b2 vaccination in a medical population. The first goal of our study was to analyze the antibody titre response 7 days after the second dose of vaccine in a group of 248 healthcare workers (HCW). Our second goal was to analyze how the antibody titre changes in correlation with age, gender and BMI.... (Methods) We used a questionnaire to collect data on the participants' socio-demographic and health characteristics. .... We decided to use 7day post booster dose for two main reasons: i) to reveal how early was the vaccine response; ii) efficacy of BNT162b2 was analyzed with a 7 days starting point after the second dose.... (Discussion) With this paper, we present an independent study on antibody titre against S1/S2 SARS-CoV-2 in HCWs 7 days after the second dose of BNT162b2: >99% of participants demonstrated antigen-specific humoral response respect to baseline level and no one showed positive nasopharyngeal test during the study. ... At the same time, we strongly believe that our results are extremely encouraging and useful for the scientific community.

注：如例 2 这篇发表于 *eClinicalMedicine* 的文章，越来越多期刊提倡使用第一人称表述[7]。

8. 比较级还是最高级？

英语里形容词和副词除了原形以外，常用到比较级和最高级两种形式，大致分为以下几种情况：①表示两者间进行比较时，用形容词和副词比较级；②表示"越来越……"用比较级的重叠结构，即"比较级 +and+ 比较级"，其中形容词和副词为多音节词时，用"more and more+ 多音节词"；③表示"越……，就越……"时，用"the+ 比较级，the+ 比较级"；④表示"两者之间程度较大的一个"时，常用"the+ 比较级 +（ of the two ）"结构；⑤表示三者或者以上的人和物进行比较时，用最高级形式，形容词最高级前常加上定冠词 the，句末常跟一个 in/of

短语表示范围，而副词最高级前 the 可以省略。在表示"最……的之一"时，用"one of the+ 形容词最高级"结构，该形容词后面的名词要用复数形式。

生物医学论文写作中，特别是结果和讨论部分，经常需要对各种数据信息进行比较，但由于语言文化间的差异，中国作者在比较级和最高级的运用中容易犯错，因此作者需熟练掌握比较级和最高级的相关用法，并正确使用。

**示例 3-9**

例 1：We set a <u>more lenient</u> threshold of $P < 1 \times 10^{-5}$ due to the limited number of single nucleotide polymorphisms (SNPs) available for MR analysis at a lower threshold.

注：这句话及上下文中并没有真正的比较和对比的语义，因此这里"比较宽松的阈值范围"本身不存在比较，不能用形容词的比较级。

改：Due to the limited number of single nucleotide polymorphisms (SNPs) available for MR analysis, we set a <u>lenient</u> threshold of $P < 1 \times 10^{-5}$.

例 2：A total of 8546 publications related to anterior shoulder dislocation from 2001 to 2020 were retrieved and screened from the WOSCC database. The analysis results showed the ranking of each item. Among them, AUTHOR NAME was the author who appeared <u>more frequently</u>. UNIVERSITY NAME was an institution with obvious contributions. The JOURNAL NAME was a highly comprehensive journal. COUNTRY NAME was <u>the most prominent</u> country. Keywords related to surgical treatment were <u>more significant</u> in each keyword analysis.

注：这一段是针对肩关节前脱位做的文献计量学研究结果，提到了包括作者、大学、期刊、国家及关键词等几方面信息。我们注意到对于作者和关键词这里用了比较级，可能是因为中文中惯常用的表达

"这些国家中，美国某某情况更常见……"。但是在英语中，形容词或者副词比较级的使用有着很明确的环境，即一定需要有一个对比对象，如"A 比 B 更常见"。而对于大于或等于三个的比对对象中某一个是最突出的，我们可以用最高级形式，例如这里对于国家的描述就正确使用了最高级形式，而这段中对于作者和关键词两处的比较级用法是错误的。另外，对于大学／机构和期刊名，用了 a/an 这一不定冠词，给人一种简单介绍某个大学或者期刊的错觉，实际上作者想要表达的是"这个大学"是对于肩关节前脱位研究贡献最大的机构，而后文提到的期刊名也是其中发表范围最广的综合性期刊，因此这两处也应该用最高级形式来表达。

改：A total of 8546 publications related to anterior shoulder dislocation from 2001 to 2020 were retrieved and screened from the WOSCC database. The analysis results showed the ranking of each item. Among all authors, AUTHOR NAME appeared the most frequently. UNIVERSITY NAME was the institution with the biggest contributions. The JOURNAL NAME was the one with the broadest publication scope among all journals publishing articles on anterior should dislocation. COUNTRY NAME was the most prominent country in research of this field. The most frequent keywords were those related to surgical treatment of anterior shoulder dislocation.

## 二、句法

### 1. 语态

与前文的第一人称／第三人称相应的，随着观念的改变，在科技论文中语态（voice）的选择也有比较明显的变化。过去出于对客观性的追求，在尽可能少提及研究者的情况下，被动语态用得比较多，例如前文示例 3-8 中例 1 "Fiberoptic bronchoscopy was performed before and during administration of chemotherapy in 32 patients with unresectable non-small cell carcinoma of the lung." 而随着对科技写作朝着简单直接的方向改进，越来越多的作者和期刊都提倡用"第一人称"或"第三人称＋主动语态"的方式来呈现，例如在论文引言中使用"In this research we aimed to determine ..." 方法部分使用"We applied the ... in a prospective cohort of ..." 结果部分使用"We found that ..." 以及讨论部分使用"We understand the difference as ..." 等。

---

**示例 3-10**

例：Significant difference of EGFR mutation F (1, 44) = 13.916, *P*=0.001, no significant difference of NK cell infusion F (1, 44) = 0.762, *P*=0.388, and no significant interaction between EGFR mutation and NK cell infusion F (1, 44) = 0.216, *P*=0.645 were shown by using two-way ANOVA.

注：这个句子用英语来形容可以说非常"awkward"，主要原因就在于非常长的并列主语（某显著差异、某无显著差异及另一无显著差异为主语），跟上一个非常简短的被动语态谓语。这种情况应该改成简洁的主语和主动语态。

改：The two-way ANOVA found in the groups significant difference of EGFR mutation ［F (1, 44) = 13.916, *P*=0.001］, but no significant difference of NK cell infusion ［F (1, 44) = 0.762, *P*=0.388］, and no significant interaction between EGFR mutation and NK cell infusion［F (1, 44) = 0.216, *P*=0.645］.

---

但是也存在另外一种情况，在论文的方法部分经常需要写出表示操作方式的句子，此时的主语是研究者，在中式表达中这种主语会被习惯性省掉，例如，"根据中国检验医学学会公布的标准操作视频采集口咽拭子"。受这种表达方式的影响，很多中国作者在写方法部分内容时会用无主句，即省略主语的句子。但无主句在英语环境中表达的是"祈使"

的意思，不适合在研究论文中使用。因此，在动作发出者不言自明的情况下，汉语的无主句在英语中最常见的表达方式是被动句。

示例 3-11

例1：Collect oropharyngeal swab according to the video of standard maneuver published by Chinese Society of Laboratory Medicine.

改：Oropharyngeal swabs were collected according to the video of standard maneuver published by Chinese Society of Laboratory Medicine.

例2：Extract total RNA of the 140 samples using QIAamp viral RNA mini kit (52904: Qiagen, Hilden, Germany) following the manufacturer's guidelines.

改：Total RNA of the 140 samples was extracted using QIAamp viral RNA mini kit (52904: Qiagen, Hilden, Germany) following the manufacturer's guidelines.

2. 时态

由于中文没有明显的时态区别标记，中国作者在写作中容易忽略时态问题。然而对于英语为母语的人来说，时态是随时要根据语境进行调节的语言要素。

示例 3-12

例：

Dear Prof. ***,

I am writing to you from *** department regarding your paper, ***, to apologize for the below error in the title and the inconvenience caused.

I also wanted to let you know that we will ensure the title is corrected, with priority.

We have taken the required update forward, and, as your paper has published, please note that we <u>will accompany</u> it with a short correction notice, explaining the changes, in line with ***'s policy on changes to published articles. As this <u>was</u> an error on our part, we <u>will indicate</u> this in the text of the correction notice by including the following apology statement: "The Publisher <u>apologizes</u> for this error."

注：可以看到随着内容需要，短短一段文字在一般现在时、现在进行时、现在完成时、一般过去时、一般将来时中自由切换。开篇第一句话用现在进行时态表示正在写的这封邮件是出于什么目的。然后用过去时态 wanted 表达发现印刷错误以后就想要告知作者以保证更改。接下来用 have taken 完成时态告知作者已经完成的工作，用将来时态 will accompany 提出将会添加勘误。最后一句主句和从句中混合使用时态的方式非常值得学习：在前半句原因状语从句中关于错误本身因为已经发生过，所以用一般过去时，但主句中谈到即将做的修改中标注的内容，用一般将来时。

以上例子让我们看到英语为母语的人写作时随需要而灵活使用不同时态。要达到这样的熟练灵活程度对于非母语作者还需要一定的阅读积淀和动笔练习。

一般研究论文的方法部分用于描述研究中用到的材料和实验方法，理论上来说这些都是过去已经发生的事情，应该用过去时态。与方法部分相似，论文结果部分主要是向读者报告研究中的发现，所以绝大多数情况下对于数据、趋势、比照结果等的陈述应该用一般过去时态。但是，在某些特殊情况下，这两部分也可能不完全使用过去时态（示例 3-13）。另外，引言和讨论中通常会不断提到前人的研究结果，以引入当前研究的背景，或与当前研究结果作比照。这些情况下对于现实存在、长期有效、事实性、常识性、真理性的内容，或者作者高度认可的内容，都可以用一般现在时态来陈述。而其他情况，特别是用于和本文研究结果作比对的数据性信息，用一般过去时态陈述。

**示例 3-13**

例1：We <u>organized</u> one panel of specialists at the leading study center, West China Hospital (WCH) of Sichuan University, which <u>has ranked</u> first in academic impact among all China's hospitals for consecutively 11 years.

注：材料与方法中所涉及的常态化的事实，建议用现在时态。这里 organized a panel 是过去时态，表示该研究组建了一个专家组。专家组成员来自四川大学华西医院，该医院截至作者写稿时已经连续 11 年被评为中国医院科技影响力排行榜第一，这是持续到现在的事实存在，所以此处"已经连续 11 年"在写作中应该用现在完成时态，而不是过去时态。

例2：The clinicopathological characteristics of 97 patients with SMPLCs <u>are summarized</u> in Table 1.

注：结果部分使用现在时态最常见的情况是用于单独描写图表内容的句子。这里的例句是说明表 1 总结了 97 位同时性多原发肺癌患者的临床病理学特征。虽然实验是过去做的，患者的临床病理学特质是过去发现的，应该用过去时态，但是"表 1（Table 1）"这一主题词对应的谓语动词应该使用一般现在时态。

例3：Notably, lung cancer screening guidelines mainly <u>focus</u> on high-risk groups only. However, a large proportion of lung cancer <u>are</u> actually found in the non-high-risk population. Recently, a single-center, retrospective cohort study of lung cancer screening with LDCT in never-smokers in Japan <u>revealed</u> a lung cancer detection rate of 0.45% in never-smokers. Moreover, most of these lung cancers <u>were detected</u> at a very early stage. Besides the never-smokers, more and more young people, usually considered as low risk population, <u>have been found</u> to have lung cancer. Therefore screening non-high-risk population for lung cancer <u>becomes</u> urgent.

注：这段文字提到关于肺癌筛查的指南主要关注高风险人群，但是很大比例的肺癌发生在非高风险人群，这两句都是事实，所以用一般现在时态 focus 和 are found。谈到具体的一项筛查结果作为佐证时（日本），因为是具体某次的研究结果，所以用一般过去时态 revealed 和 were detected。话题回到其他几项研究都发现越来越多的年轻人也患了肺癌，这一目前领域内专家普遍认可的结论，又用回现在完成时态 have been found。最后一句总结"因此亟须对非高风险人群进行肺癌筛查"是作者认为目前的事实，所以用一般现在时态 becomes。

例4：To our knowledge, this <u>is</u> the first real-world study conducted in health examination population in China to explore the role of LDCT in lung cancer screening among non-smoking population. The results <u>showed</u> a considerably high detection rate of lung cancer, with a high proportion of stage IA1, in the non-smoking group. Considering the very large sample size of this real-world study, the results <u>could</u> comprehensively and accurately <u>reflect</u> the real clinical situation about early lung cancer screening. This study <u>helps</u> to bridge the gap between the guidelines and practice, and provide reference for further improvement of the guidelines.

This research <u>has</u> some limitations. It <u>was</u> a single center study, with participants mainly coming from Guiyang and surrounding areas.

注：这个例子中，作者首先对该项研究的特点定义为：就我们所知第一项以健康体检人群为对象探究 LDCT 用于非吸烟人群肺癌筛查的真实世界研究，这是事实性的，因此用一般现在时态 is。话题回到本项研究结果显示的检测率，是具体的已经发生的事，所以用一般过去时态 showed。对于该结果的分析是可能全面和精确反映真实临

床场景，用过去时态 could reflect。接下来，分析本次研究的局限性，用现在时态 has，而局限性体现在只是一个单中心研究这样一个非常具体的问题上，又换到过去时态 was。

3. 主谓语关系

中文的名词并没有单复数的形式以及与动词不同形态搭配的问题，因此中国作者在英文写作中在主谓语关系的单复数搭配上容易犯错，特别是一些名词单复数不明显的情况下，需要作者多加注意。

在使用名词时，首先要明确它是可数名词还是不可数名词。不可数名词都对应单数谓语动词，但有些单词既是可数名词又是不可数名词，在使用时就应视具体情况而定。例如科技论文中高频率出现的名词 research，有时是可数名词（相当于 study），例如 "Some researches have proved the impact of *** to ***.",有时是不可数名词，例如 "Previous research has shown the impact of *** to ***."。类似地，water 用于指"水"这一物质时是不可数名词，搭配单数动词；指"水体"或"水域"时为可数名词，可以有复数形式 waters，搭配复数动词使用。再例如，鱼（fish）是一个独特的单词，它本身是单复数同形的可数名词，但句子中涉及同一品种的几条鱼可以不加 "-s"，例如 "Ten fish were sent back to water."。但如果要强调有不同种类的鱼，就会用 fishes 这一形式，比如有一本 SCI 期刊名就叫 *Environmental Biology of Fishes*。有一些词没有常规的 "-s" 结构，看起来像是单数，但其实是复数。常用的有：data（单数 datum）、criteria（单数 criterion）、bacteria（单数 bacterium）、bacilli（单数 bacillus）、feet（单数 foot）、geese（单数 goose）、mice（单数 mouse）、lice（单数 louse）、analyses（单数 analysis）、parentheses（单数 parenthesis）、antitheses（单数 antithesis）、axes（单数 axis）、alumni（单数 alumnus）、addenda（单数 addendum）、corpora（单数 corpus）等。这类词语需要作者注意搭配复数形式的谓语动词，并养成习惯。还有一些是单复数同形的名词，使用时根据情况判断与何种形式的动词搭配，常见的有 species、series、means、crossroads、aircraft、sheep、deer、bison、moose 等。

主谓语关系不仅在单复数搭配上容易出错，在逻辑关系上也需要作者格外关注。最常见的错误在于现在分词和过去分词分别表达主动和被动意思时与其逻辑主语之间的一致性。

## 示例 3-14

例1：After centrifuging the sample at 12 000 g for 15 min, the supernatant was collected for cytokine determination.

注：这里 centrifuging 是动名词短语，跟在 after 后组成一个介词短语成为句子的状语。动名词和分词形式是以句子主语为逻辑主语，这句话的前半句的主语是进行离心动作的"人"，是主动形式，而后半句的主语为 supernatant，其行为动作为被动形式，因此这句话的逻辑主语与表达主动/被动动作的分词短语在逻辑上相矛盾。为了逻辑通顺，要么把前半句分词短语改为过去分词表达被动，要么在后半句加上表示主动的句子主语。

改1：After being centrifuged at 12 000 g for 15 min, the supernatant was collected from the sample for cytokine determination.

改2：After centrifuging the sample at 12 000 g for 15 min, we collected the supernatant for cytokine determination.

例2：Although less effective in PsA, the distinct pathogenic mechanisms underlying skin and joint diseases were still underscored.

注：这句话中有两个常见的错误。第一是由于中文中"尽管……然而……"的搭配方式，导致作者在英语写作中习惯性使用 although 和 still 等单词搭配，造成句子冗赘。第二是主谓语逻辑上不搭配。本句的主语是致病机制，而前置状语 less effective in PsA 的逻辑主语并不是致病机制。根据上下文意思将前置状语改为意思更明确的从句形

式，主句采用 observations 做主语，underscore 做谓语，表示这些观察结果强化了对致病机制的理解。

改：Although the effectiveness in PsA is less pronounced, these observations further underscore the distinct pathogenic mechanisms underlying skin and joint diseases.

此外，由于中国作者的写作习惯受到母语影响，甚至可能因为语言不过关在写作时用了翻译软件，也经常会犯一些主语重叠而造成主谓语关系混乱的语法错误。

**示例 3-15**

例：Conventional methods such as cell smears, limited by smear thickness, overlap, immune cells and other factors, the diagnostic performance is poor.

注：这个句子对于中国读者来说也许不难理解，因为中文确实有重叠主语的句子结构存在，例如句中"传统的方法例如……其诊断表现不佳。"真正的主语是 diagnostic performance，但句中列举的各种传统方法如果直译到英语，就犯了主语重叠、主谓关系混乱的错误。要确保英语表述中一个句子只有一个真正意义上的主语或并列主语。

改：The diagnostic performance of conventional methods, such as cell smears, is poor, probably due to factors including smear thickness, overlapping, and the existence of immune cells.

4. 赘语

赘语（pleonasm），或称冗词、冗语等，是种语病，即过多不必要的话，或是重复同样意思的字词。这种语病不限于英语写作，中文的运用中同样存在。例如"此行达到了想要的目标"，目标本身包含了"想要的"这个意思，所以这句完全应该精简成"达到了目标"。英文科技论文写作中的冗赘多数是以下几种情况：①非必要的重复；②非必要使用的介词、填充词和动词名词化等；③一些特定的句型造成的语义啰嗦。

**示例 3-16**

例 1：Positive hydrological response to revegetation is nonnegligible though it is dominated by climate change in Yellow River Basin（18个单词）

注：这是一篇论文标题，想表达的是虽然整个黄河流域的水文响应受到气候变化的主导，但黄河流域植被恢复的正向水文响应是可观的、不可忽略的。可以看出不管作为期刊论文还是学位论文的标题，它都稍显啰嗦冗长，原因是用了 it 指代 positive hydrological response 作为让步状语从句的主语，这样的从句和因此而产生的重复都应简化删除。去掉重复主语改变句子结构后虽然只减少了两个单词，但阅读体验简洁得多。

改：Positive hydrological responses to revegetation in Yellow River Basin are non-negligible albeit dominated by climate change（16个单词）

例2：A substantial body of evidence indicates ...

注：这个主语最重要的信息只有 evidence，这是一个不可数名词，为了表示"大量的"，作者用了 a substantial body of 来修饰不可数名词，语法上并没有错，但是冗赘了，可以直接简化。

改：Substantial evidence indicates ...

例3：It is universally acknowledged that Th17 and Th17 related cytokines are strong inducers of inflammation.（15个单词）

例4：It is noteworthy that, even within CD, the phenotype can vary and evolve over time.（15个单词）

注：这两句话的句型是中国作者非常常见的一种表达方式，但其

中形式主语 it 和后面指代它的 that 都是多余的，可以用更简洁的语言来表达同一个意思。

改：Th17 and Th17 related cytokines are acknowledged as strong inducers of inflammation. （12 个单词）

改：Remarkably, the phenotype of CD may vary and evolve over time. （11 个单词）

例5：We found that certain bacterial taxa, such as *Lactococcus*, *Ruminiclostridium* 5, and *Eubacterium fissicatena*, were identified as risk factors. （19 个单词）

注：We found 和 were identified as 之间内容重叠，可以去掉其中任意一个。

改：We found certain bacterial taxa as risk factors, such as *Lactococcus*, *Ruminiclostridium* 5, and *Eubacterium fissicatena*. （16 个单词）

改：Certain bacterial taxa were identified as risk factors, such as *Lactococcus, Ruminiclostridium* 5, and *Eubacterium fissicatena*. （16 个单词）

例6：However, in further analysis, we found that the statistical analysis revealed that all P values indicating heterogeneity among the bacterial taxa mentioned above were greater than 0.05 (Supplementary Table S6, S7). （31 个单词）

注：此句中 found 和 revealed 用于不同的主语产生意义上的重复；in further analysis 和 the statistical analysis 也可以合并。

改：However, further statistical analysis revealed that all P values indicating heterogeneity among the bacterial taxa mentioned above were greater than 0.05 (Supplementary Table S6, S7). （25 个单词）

例7：For GO annotation enrichment analysis, it involves simple gene

annotations of molecular function, biological process, and cell component.
（18个单词）

注：这句话冗赘之处在于先用 for 引导一个介词短语提出主题 GO annotation enrichment analysis，再以一个代词 it 去代指这个主题，因此 for 和 it 重复。

改：GO annotation enrichment analysis involves simple gene annotations of molecular function, biological process, and cell component.（16个单词）

例 8：There were all together 97 patients, among whom 24 patients (24.7%) were in group A, 36 patients (37.1%) in group B and 37 patients (38.2%) in group C. (28 个单词)

注：这句话是中国作者写作常犯的冗赘错误，即使用不必要的 there be 句型。用了 there were 以后形成了一个语法上的完整句，因此要继续陈述每组患者的情况，就需要增加 among whom 这样一个从句关联词。因此，建议作者尽量少用这类不必要的填充词、连接词等。

改：Of all 97 patients, 24 (24.7%) were in Group A, 36 (37.1%) in Group B and 37 (38.2%) in Group C. （21 个单词）

例9：This study takes many factors into consideration, including the patients' age, marital status, and smoking habits. （16 个单词）

注：这句话主要问题在于动词的名词化使用中产生了冗赘。take into consideration 可以简单直接写成 considered，并且 many factors 可以算作填充词，其意思和后文几个因素形成了重复。

改：This study considered the patients' age, marital status, and smoking habits. （11 个单词）

例 10：LDCT screening in the non-smoking population has improved the detection of a large number of lung cancer cases. Most of these lung cancers have been detected at a very early stage, especially in stage IA1, with additional survival benefits. （39 个字）

注：这一段文字过于啰嗦，语义间逻辑关系也不清楚。第一个句子主语 LDCT screening in the non-smoking population 中 LDCT 与非高风险人群不能构成有效的逻辑关系；谓语部分 improve detection of 与 a large number of lung cancer cases 也不搭，既然是提高了检测率，就不能再重复用"大量"。另外，前后两句的 lung cancer 也明显重复，可以合并为一句。

改：LDCT screening can improve detection of lung cancer in non-smoking population at a very early stage including IA1, thus bring additional survival benefits.（23 个单词）

例 11：Furthermore, by using the Bonferroni multiple comparisons test, it revealed that the factor of EGFR mutation play an important role on the decreasing of serum CEA level changing in different groups. （31 个单词）

注：这一段也是中国作者爱用的句型，先以 by using … 提出方法，然后用虚拟主语 it 开始主句，形成了重复。这个句子可以简化为直接表达某检测结果揭示了某现象。

改：Furthermore, the result of Bonferroni multiple comparisons test revealed that EGFR mutation plays an important role in the decreasing of serum CEA level in different groups.（26 个单词）

例 12：Our results demonstrated that the significant difference can be observed in group A rather than the other three groups ($P$=0.027, 0.086, 0.826 and 0.565 for group A, B, C and D, respectively), as shown in Fig. 5B.（37 个单词）

注：这句话里 demonstrated 和 can be observed 形成了语义上的重复，翻译成中文也非常啰嗦"结果显示可以观察到……"。在两个意思相同的词中，保留其中一个即可。引用图 5B 时可以不用 as shown in 这样的语言叙述，直接在括号中注明所引用的图更简洁。另外，4 个 P 值最好不要连串报出再用 respectively 来——对应，这种写作方式对于读者理解并不友好，最好直接写出每组对应的 P 值。

改：We observed significant difference in group A but not in the other three groups ($P$=0.027 for Group A, 0.086 for Group B, 0.826 for Group C, and 0.565 for Group D; Fig. 4B)（33 个单词）

### 5. 并列关系

并列关系（parallelism）或称平行关系、并列结构，指在句子或段落中使用相似的语法结构来表达相同的意思。这种结构可以通过使用相同的词性、相似的句型或平行的句子来实现。并列主要是指在句子中使用并列连词（如 and、or、but 等）将两个或多个相等的元素连接起来，使它们在句子中地位相同。并列关系的关键就是同类内容的并列（名词性的词汇短语、形容词性的词汇短语、副词性的词汇短语都可以并列），而且同类型的从句也可以并列。平行关系或者并列结构能够帮助作者清晰而简洁地表达观点，避免语言表达上的啰嗦。

并列或者平行关系有一些规则需要注意，例如名词或名词短语的并列，当一连串的事物并列的时候，只需要在第一个事物前面加上介词和冠词就可以，后面的其他名词直接用逗号连接；或者每一个名词都带着相同的介词其余事物前面的冠字和介词都可以省略掉，但是如果没有省略，也不算错。"Bone fracture can take place on the shoulders, humerus, elbows, fingers, and all other possible places." 这句话就是一连串名词的并列。但如果出现成对的关系连词（如 both ... and ...、not only ... but also ...、either ... or ... 等）用来连接两个事物的时候，需要注意两部分一定要用相同的语法结构。这种情况相应的冠词特别是介词就不能简单省略，以保证关系连词前后的语法结构相同，例如都是介词短语或者都是名词短语，或者都是从句，或者都是符合逻辑的同一时态等。

---

**示例 3-17**

例1：The researchers conducted a survey, analyzed the data, and to interpret the results.

注：这句话中，第三个元素 to interpret the results 与其他两个元素的动词形式不一致，破坏了平行关系。

改：The researchers conducted a survey, analyzed the data, and interpreted the results.

例2：The key to the protocol lies not in the first step, but second.

注：not ... but ... 要求前后跟相同的语法结构，因此例句中 but 后面应该也是介词短语。

改：The key to the protocol lies not in the first step, but in the second one.

例3：The considerations are the completeness of the research design and that it is ethically compliant.

注：这句话里并列结构前面是名词短语 the completeness of ...，但 and 后面是从句 that it is ...，它们之间结构不一致，不能形成有效并列，需要统一成其中一种结构。

改：The considerations are the completeness of the research design and its ethical compliance.

例4：The follow-up interviewer then told the patients that they should get enough sleep, that they should control body weight, and to do some physical exercises.

---

注：这里三个并列元素中有两个是 that 引导的从句，但最后一个并列元素是动词不定式短语 to do，因此需要统一为其中一种结构。

改：The follow-up interviewer then told the patients that they should get enough sleep, that they should control body weight, and that they should do some physical exercises.

或者避免冗赘最好改为：The follow-up interviewer then told the patients that they should get enough sleep, control body weight, and do some physical exercises.

例5：The included patients were aware that they would come back for the same gastroendoscopy in the sixth month, that the follow-up interviewers would give them phone calls, and that questions would be asked by them.

注：这个句子里有三个从句的并列，但前面两个是主动语态，后面一个是被动语态，这样虽然不算严格意义上的语法错误，但也破坏了平行关系。

改：The included patients were aware that they would come back for the same gastroendoscopy in the sixth month, that the follow-up interviewers would give them phone calls and ask questions about their recovery.

例6：We analyzed that the distinctive divergent or even contrary results in the two studies were not only caused by the difference in sampling methods but also due to the patient compliance.

注：这里是将过去分词短语 caused by 和连接词 due to 并列起来，相互之间不能匹配平行，而且冗赘。

改：We analyzed that the distinctive divergent or even contrary results in the two studies were caused by the differences not only in sampling methods but also in patient compliance.

例7：The study compared the effects of drug A, and on the other hand, the side effects of drug B.

注：这句话中，作者使用了错误的连接词，使得句子的意思不明确。

改：The study compared the effects of drug A and the side effects of drug B.

例 8：Patients with UC typically present with diarrhea, bloody stool and tenesmus; while, abdominal pain, diarrhea and weight loss are the common symptoms of CD.

注：这句话用 while 加逗号连接，在中国作者的写作中常见，可能是由于中文母语影响，认为 while 等同于中文的"然而"。但是 while 本身是一个转折连词，连接状语从句与主句形成对比，它必须和后面跟的从句或者短语连在一起用，不能单独加逗号隔开，这样不符合英语语法。此外，前后两句的表达方式不同，不符合用分号连接并列结构的要求。

改：Patients with UC typically present with diarrhea, bloody stool and tenesmus, while those with CD often complain of abdominal pain, diarrhea and weight loss.

并列关系也常见于图表的语言部分。有一篇论文中的图表里提到各种体液检测手段的优缺点对比。原文中对于胸腔积液的缺点描述如下：① Invasiveness；② Cannot obtain at an early stage，其中，invasiveness 是 invasive 的名词化形式，因此第二点最好也使用名词性短语来描述。可以改为：① Invasiveness；② Unattainability at an early stage，这样不仅形成真正有效的平行关系，而且看起来更加简洁工整。因此，在图表中作者应尽量用统一的形式来描述同一类关系（性质、特点等），以使图表工整有序，亮点突出。

总之，在生物医学英语论文写作中平行关系或并列结构是非常重要的工具，通过正确使用平行关系，可以写出更加准确、简洁和具有逻辑连贯性的论文，使读者更容易理解文章的内容。

### 6. 超长句

长句子或者超长句本身在英文写作中是存在的，这种用法并不是错误，有些长句或超长句甚至是经典巨作，例如莎士比亚时代的文学作品中有各种连词和并列结构构成的长句子。但随着时代的前进，人们越来越认同简短易懂的句子。特别是科技论文写作中，简短句语义清晰、不易产生歧义，更适合科学内容的传播。

从心理语言学角度来说，读者一般对每句话开始和结束处信息比较敏感，对长句子尤其如此。对于阅读效果来说，长句的问题是容易使读者忽略句子中间部分的信息，或者读到后面就忘了前面的内容。这样可能会让读者被迫花时间反复阅读这个句子来帮助理解和记忆，同时也可能会降低读者对论文关键信息的获取效率，从而影响读者对于论文本身内容重要性的评价。因此，从"读者中心"写作的角度来看，作者在科技论文写作中应尽量避免使用句型繁杂、关联关系复杂的长句和超长句。

中国作者普遍有一个不好的写作习惯，即先用中文写主要内容，然后翻译成英文。由于中文的固有特性，中国作者写作时喜欢"一逗到底"，中间用各种关系连词连接，形成复杂的内容层次和逻辑关系。很多时候一句话到句号前可能会包含很多层次的内容，例如一系列"虽然……但是……""因为……所以……""尽管……然而……"等。将这种写作风格简单直接翻译到英文中，就很可能出现结构复杂、关系繁复的超长句。而且这样的句子常常因为缺乏应有的关联而在英语语法上犯了"run-on sentence"的错误。因此，针对中国作者的普遍情况，在生物医学论文写作中优先考虑的应该是读者能方便精准地把握作者想要表达的内容，即简单直白的写作原则。实现这一原则的方式就是将超长句的信息裁剪成一串简短句，靠内容逻辑关联性顺畅地表达出丰富的信息。

**示例 3-18**

例 1：Five-year survival rates for lung cancer are low, partly because most patients have advanced-stage lung cancer at initial diagnosis, therefore, early detection of lung cancer is an important opportunity for decreasing mortality.

注：这个句子由好几个逗号连接，中间出现了三个不同的主题词，对于读者理解造成了一定程度的干扰。因此，可以简化句子结构，缩短句子，用 therefore 另起一句，这样更容易理解，也不会犯语法错误。

改：Five-year survival rates for lung cancer are low, partly because most patients are in an advanced stage at initial diagnosis. Therefore, early detection of lung cancer is crucial for decreasing mortality.

例2：Data support using low-dose computerized tomography (LDCT) of the chest to screen select patients who are at high-risk for lung cancer, thus authoritative medical institutions worldwide have launched screening guidelines, which recommended lung cancer screening in high-risk groups with LDCT.（40 个单词）

注：这个长句子主题词是 data，但其实本身属于不重要的信息，其真正的重点是"LDCT 可以筛查出肺癌高风险人群"。用 data 做主语影响读者对于真正的主题词 LDCT 的信息获取，而且增加了句子长度。另外，其后的句式是由 thus 连接的结果状语从句，在其中又用 which 引入一个定语从句修饰 guidelines。这样复杂的语法关系使得句子即使是没有语言错误也难以理解。因此，可以把主题词集中到 LDCT 上，thus 后用 being recommended by guidelines 作为结果状语，理解起来更容易。修改后的句子也明显缩短，更加简洁。

改：Low-dose computerized tomography (LDCT) of the chest can screen patients who are at high-risk for lung cancer, thus being recommended by guidelines launched by authoritative medical institutions worldwide.（28 个单词）

同示例 3-18 类似，多数超长句中包含连词、从句、连续的逗号等元素。作者在写作时，应尽量减少这类元素的叠加或套用，养成良好的写作习惯，用简单的句子结构来描述。以下归纳一下容易产生长句的关联词。①表并列、附加信息：and、as well as、moreover、in addition to、furthermore 等；②表转折或对比：on the other hand、however、whereas、although 等；③表原因、目的解释或结果说明：because、since、as、owing to、due to、in order to、with the purpose of、with the aim to、in an attempt to、thus、so、as a result、consequently、then 等；④引导从句：which、where、when 等。

另外，插入语也是导致长句子的一个原因。一般地，句子的主语和谓语之间应尽量接近，能让读者产生最直接的主 – 谓结构逻辑联系，中间间隔的单词数目过多会带来阅读上的障碍。

### 示例 3-19

例：Lung cancer, according to the report of the GLOBOCAN 2020, remains the leading cause of cancer-related mortality worldwide, with an estimated 1.8 million deaths (18%)— including not only elderly patients, but also younger ones.

注：这一长句子中下划线部分是插入语，它的出现将主语 lung cancer 和谓语 remains 分隔开来，一定程度上形成了阅读障碍。

改：According to the report of the GLOBOCAN 2020, lung cancer remains the leading cause of cancer-related mortality worldwide, with an estimated 1.8 million deaths (18%) of not only elderly but also young patients.

在原句较长的情况下，一般可以在关联词处拆分成数个以句号结尾的短句，或者将插入语改为状语前置或后置。这些修改方式都可以让主语和谓语靠近，产生直接的逻辑联系，方便阅读。这其中也可能因为使用完整短句产生主题词的重复，显得句子不够"优美"，但这样的重复带来的好处是句子的简洁易懂，能不断提醒读者句子的主题词，加深读者对于论文的理解。

7. 状语（从句）

英语写作和中文一样，会大量使用到副词性短语或者从句作为整个句子的状语。在生物医学论文中，状语或状语从句的作用是修饰限定，例如指出操作目的、给出条件、补充说明方式方法、解释原因等。状语或状语从句一般由连词引导，例如表示时间的 before、after、when；表示原因的 because、because of、due to；说明目的的 in order to；给出条件的 given、in case of 等。状语或状语从句运用到实际论文写作中，需要注意以下一些细节。

**示例 3-20**

例1：Since its discovery in 1935, because of its anti-inflammation property, glucocorticoid has been widely used in the treatment of various kinds of inflammation, including airway inflammation.

注：这句没有语法错误，但作者比较"贪心"地塞了很多内容在一个句子中。论文本身是关于呼吸道炎症治疗中糖皮质激素的使用，为了突出了糖皮质激素和气道炎症两个重心，以下修改后的句子将非重心内容的状语调整到句子后半部分。

改：For its anti-inflammatory property, glucocorticoid has been widely used in the treatment of airway inflammation and others, since its discovery in 1935.

例2：Our results confirmed that, either in the patients with small cell lung cancer or non-small cell lung cancer, the OS and DFS rates are significantly different among different stages.

注：这句话就语法而言也没有错误，但 either 引导的状语以插入语的形式出现在句子中心意思（OS 和 DFS 显著差异）之前，会干扰读者对于这一重要信息的获取，因此应该将这部分内容挪到最后，担任补充说明的状语。

改：Our results confirmed that the OS and DFS rates are significantly different among different stages, whether it is small cell lung cancer or non-small cell lung cancer.

例 3：We recruited 85 patients with COVID-19 confirmed by positive SARS-CoV-2 quantitative reverse transcription PCR (RT-qPCR) to establish a longitudinal cohort study.

注：这句话里最后的 to establish a longitudinal cohort study 是目的状语，放在这个位置不算语法错误，但这样就不能让读者在第一时间了解到这个研究设计的类型，减弱了表达效果，并且这样写可能会令读者错误地将 "RT-qPCR" 和目的状语联系在一起，造成理解困扰。

改：For this longitudinal cohort study we recruited 85 patients with COVID-19 confirmed by positive SARS-CoV-2 quantitative reverse transcription PCR (RT-qPCR).

## 三、段落和篇章

1. 主题句

主题句（topic sentence）一般是段落的第一个句子，提示读者这一段的主要内容，并让读者做好准备在其后的细节中获取支持该中心思想的细节。如果说整篇论文的 IMRaD（introduction, methods, results and discussion）结构像一幅思维导图，那么每一段的主题句就是导图中最低层次的要点，支持整篇论文的观点。主题句既能简要说明整段的主要思想，又能承接前段内容并引导本段其他句子，因此是段落中最重要的一句话。从阅读理解角度来说，读懂每段的主题句也就大致了解了本段的中心思想；从写作的角度来说写好承上启下的主题句也是段落和篇章写作的重点。

主题句的写作要点：①彻底，为读者提供足够的内容和上下文，并在该段的其余部分加以充分的讨论和细节支持；②精确，避免模糊或过于概述，确保读者对于内容的理解；③简短，需要用最简洁的方式阐述要点，给读者提示该段主要内容，扩展、证明或详细信息都留待段落其余部分完善。

## 示例 3-21

例：Oncology is a field in which precision medicine based on detailed genomic analysis is likely to become of increasing therapeutic significance in the near future. There has been remarkable success in treating certain malignancies by enhancing the immune response to common antigens through cell-mediated therapy or by preventing inhibition of the immune response by tumor cells. The former approach is limited by the lack of safely targetable surface antigens on many types of solid tumor, and the latter approach, facilitating the body's immune response, is strikingly successful in a small fraction of tumors but remarkably unsuccessful in many tumors, including those that are histologically similar to the responding tumors. Nevertheless, many tumors contain multiple carrier mutations that are potentially immunogenic, as well as driver mutations that often result in the production of "abnormal" proteins that could potentially be immunologically distinguishable from proteins of normal cells. Already success has been reported in targeting individual tumor-specific mutations, and rapid sequencing methods should permit identification of such potential targets in most patients. Knowledge of the immune system is advanced to the place where there are multiple approaches imaginable to enhance immune response to specific antigens, and the application of a variety of methods to exploit knowledge about individual tumors potential antigens is an ongoing challenge of major importance for medicine. Also, it is not inconceivable that methods may be developed to directly attack cells expressing abnormal RNAs, or harboring specific mutations in DNA, offering yet another vista for precision medicine.

　　注：这一段落作者在主题句中讲述了基于基因组学分析实施的精准医学将会越来越多应用于肿瘤治疗这一观点，并在段落其余部分分别从近期成功范例、过去治疗方式局限性、新技术发展带来的治疗机会等角度补充细节支持[8]。

　　2. 连贯性

　　连贯性（cohesion）对于篇章和段落都适用，指一篇文章从句子到句子、从段落到段落都衔接得平滑自然，内容组织有逻辑、有条理。连贯性在英文写作中也是经常强调的一点，以下从语句到段落来分析如何在论文写作做到语义连贯。

**示例 3-22**

　　例1：Anterior shoulder dislocation is the most common type of shoulder dislocation and is easy to develop into recurrent anterior shoulder dislocation, especially in young adults. The purpose of this study is to analyze the global research status, hotspots and trends of anterior shoulder dislocation by using the method of bibliometrics, so as to promote the exploration of anterior shoulder dislocation.

　　注：这段话是一篇论文摘要中的背景部分，只有两个句子。前一句主题词是肩关节前脱位，给出的信息是其常见性和青年人群中的复发性。但第二句的主题词未经任何过渡就转变成本研究的目的，这样写欠缺连贯性，让读者很难跟上思路。以下是结合了这篇论文正文部分内容做出的修改。

改：Anterior shoulder dislocation is the most common type of shoulder dislocation and is easy to recur, especially in young adults. Given the controversial treatment and prognosis of the disease and prevention of its recurrence, we need to have a comprehensive understanding about anterior shoulder dislocation. In this study we analyzed the global status, hotspots and trends in research on anterior shoulder dislocation using the method of bibliometrics, so as to help improve the effectiveness of treatment, and prevent recurrence of the disease.

例 2：A large-scale, prospective and multicenter study including 1652 children demonstrated that diagnostic delay conferred risk for development of complicated diseases and growth impairment in pediatric CD patients. From this point, making a timely and accurate diagnosis is extremely important for IBD patients. So, besides clinical manifestations, laboratory analysis, endoscopic examination, imaging tests, and histologic assessment are all required.

注：这段话是一篇论文的引言部分，一共三句话。第一句，先参考了一个原创研究说明儿童 CD 患者如果未能及时诊断会导致并发症和生长障碍。按照一般逻辑思路，接下来应该谈用各种手段及时诊断的必要性。但在第三句话里，作者用 besides clinical manifestations 引入一长串检测方法作为并列主语，最后跟上一个简单的谓语 are all required。对于读者来说，很可能出现的情况是浏览完这一长串主语，思路已经跟不上前文了，加之谓语使用失当，required 没有表达出逻辑上"必要性"这一意思，给阅读理解带来困难。

改：A large-scale, prospective and multicenter study including 1652 children demonstrated that diagnostic delay increased risk for development of complicated diseases and growth impairment in pediatric CD patients. From this point, making a timely and accurate diagnosis is extremely important for IBD patients. Such precision diagnosis can be achieved by combining into consideration clinical manifestations, laboratory analysis, endoscopic examination, imaging tests, and histologic assessment.

例 3：In this study, we used lung cancer screening guidelines of the National Comprehensive Cancer Network (NCCN) in the health examination population in China to define the high-risk population of lung cancer. The NCCN Lung Cancer Screening Panel recommends lung cancer screening using LDCT for individuals with high-risk factors. Criteria for high-risk group: individuals aged 55 to 77 years with a 30 or more pack-year history of smoking tobacco who currently smoke or, if former smoker, have quit within 15 years.

注：这段话一共三个完整句。第一句说用了 NCCN 的标准来界定肺癌高风险人群，但第二句话没有跟上高风险人群这个话题的定义标准，反而是去说对于这类人群建议用 LDCT 做筛查，第三句又回到高风险人群的界定标准。由于缺乏主题的连贯性，这段话读起来会让读者感觉思路不清晰，理解有困难。在以下修改中，把高风险人群的界定标准紧跟在第一句话后面，主题形成了顺利的连接。最后一句话用 individuals of this population 这个指代关系，将其与前两句在逻辑关系上连接到一起。

改：In this study, we used lung cancer screening guidelines of the National Comprehensive Cancer Network (NCCN) in the health examination population in China to define the high-risk population of lung cancer. Criteria for high-risk group included: individuals aged 55 to 77 years with a 30 or more pack-year history of smoking tobacco who currently smoke or, if former smoker, have quit within 15 years. For individuals of this population the NCCN Lung Cancer Screening Panel recommends lung cancer screening using LDCT.

例 4: Although genetic and epigenetic markers showed their potential role in the prediction of disease course and risk stratification of IBD patients, there are still some limitations. Firstly, although genetic markers are stable and heritable, they displayed different values in different ethnicities. Some risk loci are reliable markers in predicting disease course, while others may be absent in some other ethnicities, and showed no predictive value in this respect. Secondly, given that DNA methylation patterns are cell-specific, the epigenome differs substantially between different sampling sites, which might result in dubious conclusions and limit their clinical application. Thirdly, some studies showed a less robust association between a genetic/epigenetic marker and disease course, thus attenuating their predictive values in disease course. Most importantly, a reliable disease course prediction must be based on the combined assessment of serological and fecal markers, in addition to clinical, genetic and epigenetic markers, considering that IBD results from the complex interplay between environmental factors, genetic susceptibility, and immune abnormalities. This highlights a need to further explore new and reliable other-class markers with regard to disease course prediction. Moreover, identified markers also should be validated and replicated in other ethnic groups, thereby generalizing them in clinical practice.

注：这一段的优点是本身逻辑思路较清楚，先点出遗传与表观遗传标志物有三方面的局限性。这其中用了 Firstly、Secondly 等词汇去引导读者跟上思路。这段话重点需要修改两处：第一处是在 Thirdly 这一句，用一个与整体主题（遗传与表观遗传标志物）不能一脉相承的 some studies showed 开始，打断了读者对于主题的把握和跟随，让读者不得不在接下来的内容中去搜寻与原有主题词相关的信息，所以下文修改段落中去掉了不影响核心信息的 some studies 这一主题词，将主语替换为 the association between a genetic/epigenetic marker and disease course（遗传和表观遗传学标志物与疾病进程之间的关联性）这一紧扣主题的短语。第二处，本来谈论完表观遗传标志物的局限性后，在 Most importantly 这一句，论文内容已经自然进入下一个主题（血清与粪便标志物），然而段落结尾的两句画蛇添足，打破了写作的连贯性，特别是最后一句，话题还被拉回到前文中的不同种族中标志物的差异。因此，在修改段落中把原文最后两句都删除了。

改：Although genetic and epigenetic markers show their potential role in the prediction of disease course and risk stratification of IBD patients, there are still some limitations. Firstly, although genetic markers are stable and heritable, their value is ethnicity-specific. Some risk loci are reliable markers in predicting disease course in one ethnic population, but may be absent in some other ethnicities. Secondly, given that DNA methylation patterns are cell-specific, the epigenome differs substantially between sampling sites, which might result in dubious conclusions and limit their clinical application. Thirdly, the association between a genetic/epigenetic marker and disease course is not always robust, therefore leaving uncertainty in its predictive value for disease course. Most importantly, considering that IBD results from the complex interplay between environmental factors, genetic susceptibility, and immune abnormalities, a reliable disease course prediction must be based on the combined assessment of serological and fecal markers, in addition to clinical, genetic and epigenetic ones.

作者在写论文时要时刻提醒自己以读者为中心，站在读者的角度去开展写作，从读者的角度去反观自己的表达是否简单易懂，是否产生歧义。同时也可以学习优秀范文中的语言技巧来提高写作的连贯性，例如前后文互相指代、连接词和平行结构的适当使用等。

3. 结构内容相符

如第一章所述，原创研究论文一般包含引言、材料与方法、结果和讨论这几个部分。作者在撰写论文时需要注意每个部分的写作逻辑和目的。在引言中，要从一般的科学问题过渡到具体问题，与之相反，在讨论部分，要从本次研究所得的具体结果，经过分析、比较、对比等，从具体问题上升到广泛的科学问题，凝练出有意义的结论，并且要在文章的几个关键部分（摘要、引言的结尾、讨论的开始）重复论文的主要信息[9]。然而，很多作者在写作时并没有养成严格区分这几部分内容的习惯，加上中文写作方式带来的影响，经常可以看到国内作者写的讨论和引言内容差不多、结果和讨论混杂在一起等情况。

**示例 3-23**

例1：The evaluation of immunological parameters is a common method to predict the prognosis of cancer patients. Lymphocyte subgroup detection is one of the important immune function evaluations in cancer patients. We compared the NK cell number and T cell number before and after immunotherapy in different groups by paired-T test, as shown in Fig. 3A and Fig. 3B. The results indicated that NK cell immunotherapy significantly promoted both T lymphocytes and NK lymphocytes in the peripheral blood in group A and group C. The CD4/CD8 ratio more accurately describes the global view of immune dysfunction and may be a better biomarker for disease progression, response to treatment, morbidity, and mortality. A greater understanding of the CD4/CD8 ratio and the impact of its manipulation should be a target, not only for HIV patients but also for cancer patients. Thus, we compared the CD4/CD8 ratios before and after NK cell immunotherapy among the four different groups in this study. Our results indicated that the CD4/CD8 ratio of NK cell infusion groups was significantly increased after NK cell therapy as shown in Fig. 3C.

注：这是常见于中国作者的讨论内容写法，大段重复关于主题的背景知识，光看下划线部分内容，可能读者会认为这是一篇论文的引

言。此处应该根据讨论内容基于本次研究结果的原则，从细节结果推广分析并凝练得出某一方面的结论。

改：We compared the NK cell number and T cell number before and after immunotherapy in different groups by paired-T test, as shown in Fig. 3A and Fig. 3B. The results indicated that NK cell immunotherapy significantly promoted both T lymphocytes and NK lymphocytes in the peripheral blood in group A and group C. We also compared the CD4/CD8 ratios before and after NK cell immunotherapy among the four different groups in this study. Our results indicated that the CD4/CD8 ratio of NK cell infusion groups was significantly increased after NK cell therapy as shown in Fig. 3C.

例2：The detailed neutralization titer levels for each time point of vaccine Sf9 cells and Vero cells against the prototype, Delta, Omicron BA.1 and its variants (BA.2, BA.2.75, BA.3, BA.4/5, BF.7) are shown in the Figure 4 and Supplement Table 2. Moreover, we illustrated heterologous (Sf9 cells) vaccine processes an increase of pVNT titre against SARS-CoV-2 variants compared to the homologous (Vero cells) vaccine over all blood sampling time points, and the difference is statistically significant. This detailed information is shown in Supplement Table 2. The neutralizing antibody titer reached a stable level on the 14th day among all variants. Decreases in neutralizing titers were reported associating with mutations in the spike proteins[35]. In each vaccine group, the neutralizing antibody titers against all the tested delta and omicron subvariants were significantly lower than corresponding titers against the prototype isolate, findings that indicate substantial immune escape for the delta and omicron subvariants. Also recombinant Sf9 cells vaccine showed lower antibody neutralization efficiency against mutations in the RBD

(Supplement Figure 1). <u>This finding indicated that mutations in the RBD resulted in lower antibody neutralization efficiency elicited by current vaccines designed on the basis of the PT sequence.</u>

注：既然是结果部分，所有的写作目的都是围绕着研究结果展开。一般来说，会按结果的重要性依次描述。然后在讨论部分将这些结果的科学意义、形成原因、与其他研究的异同点一一展开讨论。以上例子中画横线的两处，都应该是出现在讨论部分的内容，其中一处甚至还引用了文献。除了写作逻辑不清，内容混杂以外，这一段文字还存在较多的语言表达问题。另外，尽量不用单独的一个句子来介绍一个图或者一个表的内容，更合理的方式是直接陈述该部分结果的数据或对比信息，在句末或者逗号等其他标点符号前用括号引用相应的图或表。

改：The detailed neutralization titer levels for each time point of vaccine Sf9 cells and Vero cells against the prototype, Delta, and Omicron variants (BA.1, BA.2, BA.2.75, BA.3, BA.4/5, BF.7) are shown in Figure 4 and Supplementary Table 2. Moreover, the recombinant Sf9 cells vaccine prompted significantly higher pVNT titre against SARS-CoV-2 variants than the inactivated Vero cells vaccine over all blood sampling time point (Supplementary Table 2). The neutralizing antibody titer reached a stable level on the 14th day among all variants. The neutralizing antibody titers against all the tested delta and omicron subvariants were significantly lower than corresponding titers against the prototype isolate, indicating substantial immune escape for the delta and omicron subvariants. Also recombinant Sf9 cells vaccine showed lower antibody neutralization efficiency against mutations in the RBD (Supplementary Figure 1).

## 总结

本节就论文写作中常见的语言错误进行全面梳理，并辅以实例来说明写作方式、要点和注意事项。论文写作是针对论文主题的语言表达，需要在选词、造句、段落、篇章等几个层次上做到正确、精准、逻辑清晰、内容连贯。作为非英语母语的中国作者，需要在日常积累中了解并掌握单词的内涵和外延，并从文献阅读中去学习论文写作中的语法规则、语句结构、时态语态运用趋势，以及论文每个部分的谋篇布局。句子服务于段落、段落服务于篇章，作者撰写论文时应尽量使论文主题明确、语言简洁、逻辑清晰。

# 第二节　常见图表错误

图表是展示研究成果的有效方式，也是论文中最吸引眼球的部分。对于论文的读者来说，他们的阅读顺序首先是看标题、摘要，看是否满足自己对文献研究主题的阅读需求。如果文献的内容合适，接着就是看图表，了解文献报道的主要研究结果。因此，读者在浏览一篇文献的时候，不一定会逐字逐句读完全文，但是一定会认真看图表。例如，编辑和审稿人会重点关注图表中数据的呈现，其工作需要在相对较短的时间内获取论文的核心内容，并从研究水平和写作水平等方面做出评判，因此他们往往会直接看图表获取论文关键信息。从这个角度来说，为了给编辑和审稿人一个良好的印象，让他们对论文产生深入阅读的兴趣，必须在图和表上下足功夫，提高送审率，减少被拒稿的可能性。

图和表都是对于数据非常直观的展示方式，各有特点，适用于不同目的和数据结构（详见第一章）。写论文时对图和表的选择应该基于论文本身的沟通目的，和相关数据的特点，满足传递信息的需要。图和表有一些共同的展示原则：①数据量要足够丰富才需要做成图表，如果是两行以内的文字就能直接说明的数据量，就不需单独做一个图表，否则显得图表内容空洞；②数据展示具有非常明确的目的性；③数据展示目的决定其形式；④数据展示应尽量便于读者发现、获取、理解信息；⑤所展示的应是核心重要数据，避免贪图大而全，包含一些非必要信息；⑥图表的标题和注释应该清楚明确，让读者不借助于正文文字内容也能准确理解图表含义；⑦所有的图和表在正文中都应该按其出现的先后顺序来编号，并在正文中正确引用，正文的文字内容要与图表一一对应，解释相应图表数据的含义和结果。

关于图表的选择在第一章已经详述，这里不做赘述。作者在选定了数据呈现方式是作图还是制表之后，就需要确定图表的标题和注释了。这其中也有几点需要注意：①图表的标题要简明扼要、短小精干。论文图表的标题中可省略冠词，如"Schema showing the proposed assembly mechanism of BAM"或"Flowchart of patient inclusion"。另外，图中的横、纵坐标的名称前也不加冠词。虽然期刊不会限制图注或表题的字数，但在这个位置长篇大论是不合适的，而且会影响文章排版的美观性。②图表标题要指明数据的性质，但不是简单重复图中的纵横坐标名称或表中的行列表头。③图表标题与其呈现的内容须完全匹配。很多作者在撰写图表标题时，要么标题取得过于宽泛，不是图表中具体数据量体现的内容，要么标题只指出图表中的一部分内容，不能概括全部内容。④论文中的图表要有自明性（self-explanatory），即读者不需要看正文内容，也能通过图表本身了解其呈现的内容，因此图表中使用的缩略语，即使在正文中已经注释过，在图注或表注中也需要单独注释[10]。在写图表注释时需要注意，因为这部分内容最终排版呈现的字号比正文字号小，如果内容太多，也会增加读者的阅读困难，所以数据获取的详细方法以及通过图表数据推断得出的结果等内容不要出现在注释中，而是放到正文对应的部分，例如方法与材料或结果。除了这些基本原则以外，作者也要注意避免图表制作中的一些容易犯的错误。

## 一、图表元素缺失

作者在作图或制表的过程中，常常容易疏忽，漏掉了图表的必要元素，导致图表信息不清楚，影响图表对研究内容的展示度。论文中的图一般包含图题、图例和图注等元素。图题在图的下方，明确概括图片展示的内容和目的。图注紧跟着图题，与图片序号一起放在图片下方。图例中各项信息应当完整、清晰、准确、规范，以便读者理解图中的数据和变量。类似地，表格也包含表题、表头、表注等元素。表题和表格序号是放在表的上方（表格上框线之上），如果表格中的数据需要解释或者注释，应该在表格下方（表格下框线之下）添加注释，以便读者理解。

需要注意的是，如果图表中使用了外部来源的数据或者图表本身改自 / 摘自其他文献，需要在图表注释中注明数据或图表来源，并添加相应的参考文献，以保证学术诚信。

## 二、图表标识问题

图表在论文中的目的是让重点结果更加直观、清晰，但如果图表标识出现错误、缺失或不明等问题，往往会适得其反。这些问题如果在编校中未能及时发现修改，就会错误地呈现在正式发表的文章中，轻则导致读者理解文章内容有困难，重则需要单独发勘误来纠正。图表中，数据的单位缺失是常见的错误。数据单位的缺失，会使数据本身失去可比性，那么图表呈现的结果就没有意义了。图中数据单位一般是在坐标轴标题或图注中标明，而表格中数据的单位通常放在表头。还有一个容易忽略的图表标识问题是统计标识的缺失。图片上常用星号注释，然后在图注中报告统计意义（如 $P$ 值），而表格中 $P$ 值常单独占一列。若数据涉及均值、标准差的需要在图中标出误差线（error bar），而表格中常直接报告出置信区间的具体数值。

需要注意的是，在图片中经常需要用到不同的标记（如各色线条、各种形状等）来区分不同数据，作者在作图时应尽量让各标识、各元素之间在颜色和形状上差异明显，便于读者区分。

## 三、图表信息重复

图表信息重复是论文中经常出现的问题。首先可能发生图表和正文文字内容重复。如前所述，图和表的终极目的都是简化文字内容，让读者以最方便快捷直观的方式获得信息。图表的文字部分不需要重复陈述基本数据，只需要凝练出这个图表本身呈现的关键信息。其次，还可能发生图表标题或注释与图表本身的内容重复。作者在论文写作中要重视图表中涉及的文字内容，要把图注和表题当作论文标题来处理，既要突出重点内容，又不能冗赘（示例 3-24）。除了文字信息的重复，还有图与图、表与表、图和表之间的内容重复。

---

**示例 3-24**

例 1：Figure 1. A bar chart on the amount and variation tendency of leukocyte in different stages of leukemia patients.

注：柱状图已经在图片中呈现，作者不需要在图注中特别点出来。

改：Figure 1. The amount and variation tendency of leukocytes in different stages of leukemia.


例 2：Fig. 1 The figure of half-normal% probability designed by using Plackett-Burman.

注：这个图注的主要问题在于 The figure of ... 完全是多余的，另外 half-normal% 表达不规范。

改：Fig. 1 Half-normal probability of the Plackett-Burman design.


例 3：Mendelian randomization concept and assumptions. Schematic illustration depicting the causal relationship between GM and Ps and PsA through MR analyses. The illustration demonstrated the presence of eight taxa of GM that accelerate the onset of Ps and PsA, while three taxa of GM have a protective effect, reducing the risk of these conditions.

注：这是一篇论文的图文摘要。首先图题只简单指定孟德尔随机化的概念与假定太过简化，反映的信息太有限。其次第二句中的 schematic illustration depicting 和第三句中的 The illustration demonstrated ... 都显啰嗦，可以删除。以下修改中去掉了重复部分，

把更多信息整合到图题中去。

改: Mendelian randomization concept and assumptions: the causal relationship between GM and Ps and PsA through MR analyses. Eight taxa of GM accelerate the onset of Ps and PsA, while three taxa of GM have a protective effect, reducing the risk of these conditions.

## 四、结果报告未能体现图表重点信息

除了图表信息重复以外，作者经常犯的一个错误是在正文中没有体现出图表中的重要信息，而把正文空间浪费在对结果细节的罗列。

**示例 3-25**

例:

**Table 3  Estimated vaccine efficacy within 30 days after the booster dose of ABC cells or DEF cells**

| Covariate | Total (*n*=105) | ABC cells (*n*=54) | DEF cells (*n*=51) | *P*-value |
|---|---|---|---|---|
| **Symptomatic COVID-19** | | | | |
| Overall | 50 (47.6%) | 18 (33.3%) | 32 (62.7%) | 0.004 |
| Inpatient or severe | 0 (0) | 0 (0) | 0 (0) | – |
| **Age group** | | | | |
| 18 ~ 59 yr | 46 (43.8%) | 15 (27.7%) | 30 (58.8%) | 0.002 |
| ≥ 60 yr | 4 (3.81%) | 3 (5.6%) | 2 (3.9%) | > 0.999 |
| **Number of symptoms** | | | | |
| ≤ 2 | 34 (32.4%) | 13 (27.8%) | 20 (39.2%) | 0.165 |
| > 3 | 16 (15.2%) | 5 (9.3%) | 12 (23.5%) | 0.025 |

与这个表格相对应的结果部分描述:

Among the 105 participants in the per-protocol efficacy population, 18 participants (33.3%) of virologically confirmed, symptomatic mild, moderate, or severe COVID-19 with an onset at least 30 days after the booster recombinant dose occurred in 51 participants in inactivated vaccine, with the vaccine efficacy for the prevention of symptomatic SARS-CoV-2 infection of 66.7% and 37.3%, respectively (Table 3). 34 (32.4%) participants appeared less than two symptoms, and 16 (15.2%) participants more than three symptoms. The recombinant vaccine showed better efficacy against symptomatic disease than the inactivated vaccine in both age groups (Table 3). Vaccine efficacy of ABC cells against all infections at the date of 20 Feb, 2022, including asymptomatic, was 66.7% (95% CI: 51.2% to 85.2%), DEF cells was 37.3% (95% CI: 17.6% to 55.7%).

注：除了大量的语言错误，这段针对表 3 的文字描述没有抓住重点，对于两个年龄组中出现感染症状的情况，以及出现超过三个症状的情况，都只报告了总数，而忽略了其中最重要的内容，亦即文章的研究重点：ABC 细胞疫苗在针对新冠病毒的保护性上优于 DEF 细胞疫苗。因此，修改时需要在第一组数据后紧接着指出两种疫苗的总体保护性的差异（68.2% *vs* 36.6%），然后再重点报告 18～59 岁年龄组两种疫苗之间新冠病毒感染率 DEF 组几乎是 ABC 组的两倍（58.8% *vs* 27.7%），以及汇报超过三种症状的患者数中两组之间的显著差异（9.3% *vs* 23.5%；*P*=0.025），而不是笼统给出少于两个症状和超出三个症状的受试者总数和百分比。

改：Among the 105 participants included in this study, 18 participants (33.3%) from the recombinant ABC cells vaccine group were virologically confirmed as symptomatic COVID-19 within 28 days after vaccination, and 32 participants (62.7%) were confirmed after prime-booster vaccine immunization of inactivated DEF cells. The total protective effect of ABC cells and DEF cells for the prevention of symptomatic COVID-19 were 68.2% and 36.6%, respectively (Table 3). To participants aged 18-59, the infection rate after booster vaccination was about two times in the DEF group than the ABC group (58.8% *vs* 27.7%; *P*=0.002). Among those who reported more than 3 symptoms, the two groups also showed significant difference (23.5% *vs* 9.3%; *P*=0.025). To sum up, the recombinant vaccine showed better efficacy against Sars-CoV-2 infection than the inactivated vaccine (Table 3).

## 总结

本节通过列举常见的图表错误，提醒作者在图表的选择和呈现时需要注意的细节。图和表是生物医学论文中的核心数据呈现形式，其选择和设计很大程度上影响论文写作质量。图表元素要齐全，标识要完整、准确，标题和注释要简洁明了，并保证图表的独立性。而在正文中，应做到图表重要信息加以归纳总结，引导读者在数据基础上得出结论，尽量避免直接重复图表中的数据。

# 第三节 投审稿流程中常见错误

## 一、投稿信不规范

如第二章所述,投稿信在论文投稿发表过程中起着非常重要的作用，但也经常容易被作者忽视。作者在撰写投稿信时，常见的错误包括不点出论文亮点工作，提出不正当要求，甚至期刊名写错等。以下举例说明，例中涉及作者、期刊名、关键信息等都用大写或字母数字等替代。

### 示例 3-26

例 1：

Dear Sir,

We intend to publish an article entitled "ARTICLE TITLE" in your esteemed journal as an Original Article.

On behalf of all the contributors I will act and guarantor and will correspond with the journal from this point onward.

Support: None

Conflicts of interest: None to declare

Permissions: None

We hereby transfer, assign, or otherwise convey all copyright ownership, including any and all rights incidental thereto, exclusively to the journal, in the event that such work is published by the journal.

Thanking you,

Yours sincerely,

Corresponding author: Dr AUTHOR NAME

Email: abcdef@gmail.com

Tel: +12 3456789

注：这封投稿信除了让编辑看到了稿件的标题外没有任何有价值的内容。对于投稿信来说最重要的目的是让编辑了解论文的新颖性、科学性、原创性等亮点，然而这封投稿信中完全没有提及。

例2：

Dear Editor-in-Chief Prof. NAME，

Enclosed is my manuscript to be considered for publication in JOURNAL NAME as Perspective article. Below are my responses to your submission requirements.

"ARTICLE TITLE"

By AUTHOR NAME

I think that the manuscript should be published in JOURNAL NAME because it is a good new journal. This paper briefly discusses what should be encouraged for the scientific ability of scholars and researchers and what should be focused in scientific evaluation. It's believed that several core competencies that should be encouraged include learning and research, scientific writing, innovation and translation. Scientific evaluation should focus on some "hard indicators": INDICATOR 1, INDICATOR 2, INDICATOR 3, INDICATOR 4, INDICATOR 5 and INDICATOR 6. In order to better and more reasonably evaluate the scientific performance of scholars and researchers, it is time to develop a new scoring system based on these indicators.

This paper is my original work. I state that the manuscript has been submitted solely to JOURNAL NAME this time and that it has not been previously published, either in whole or in part, nor have the findings been posted online. As the corresponding author, I confirm full access to all aspects of the research and writing process, and take final responsibility for the paper.

I have published related papers in recent years. However, no funding was received for this work. I declare that there are no conflicts of interest, and I state that there are ethical approval by AFFILIATION, China. I expect your kind consideration for publication of this manuscripts in JOURNAL NAME. Thanks a lot!

With best regards!

Sincerely yours,

AUTHOR NAME

AUTHOR INFORMATION

注：这封投稿信有一些做得很好的地方，比如作者在最开始写上了期刊主编的姓名，这会给编辑留下比较好的印象。正文第一句话写得也很规范，点出了所投稿件的论文类型。然后单列一行给出了稿件标题，这样让标题显得很突出，吸引注意。正文第二段对文章内容亮点做了简要陈述，第三段是伦理声明，这些都是符合投稿信写作原

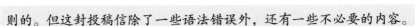

则的。但这封投稿信除了一些语法错误外，还有一些不必要的内容。①"Below are my responses to your submission requirements."这句话是多余的，任何投稿信都不需要去回复期刊的投稿要求。②在投稿信中不需要再强调作者的姓名。③不需要讨论目标期刊是否优质，有影响力等。④基金情况也没必要在投稿信中陈述，更不需要解释为什么没有得到基金支持。

例3：

Dear Sir/Madam,

I hereby submit our paper titled "ARTICLE TITLE". This paper is submitted to be considered for publication as a review article in your journal.

We have submitted this work to ANOTHER JOURNAL NAME previously and received a revised suggestion. Though our manuscript was rejected by this journal, we performed a careful revision in both the content and language. And we look forward to hearing the suggestions given by your journal to further improve our work. All authors have made substantial contribution to the work and have read and approved the manuscript. All authors declared no competing interests.

We think the paper may be of particular interest to the readers of your journal because DISEASE NAME has become a global health burden today. With the rapid development of coronary computed tomographic angiography and the related image processing technology, we have seen a promising future of noninvasive approaches in making comprehensive risk assessments. Topics are of potential interests as well as clinical importance.

This work was corresponded to Dr AUTHOR NAME+AFFILIATION+ADDRESS.

We will gladly provide any information that may be required.

Thank you for your time.

Sincerely,

AUTHOR NAME

AUTHOR AFFILIATION AND ADDRESS

注：这封投稿信的格式和细节都不错，但仍然有一些需要避免的问题。①邮件正文前两句话分别提出投稿论文标题和所投的论文类型，但分为两句略显啰嗦，更常见的写法是 "I hereby submit our paper titled 'ARTICLE TITLE' to be considered for publication as a review article in JOURNAL NAME."。②原文中用的 your journal 当然并没有错，但直接写出期刊名称会显得更有诚意，给编辑好的印象。③投稿信中第二段描述的论文前期投稿修改历史和作者贡献属于次要内容，最好换到论文亮点以后介绍。④论文背景和重要性被放到第三段，不建议这种写法，因为对于初审编辑来说，论文的背景和亮点是投稿信里最重要的信息，也是他们最急于想了解的。因此，建议把这部分内容紧跟着论文标题和投稿类型来写。⑤投稿信第四段提到通讯作者的详细信息，这在投稿信正文中是不必要的，建议直接删除，因为最后落款有通讯作者的姓名和详细信息。

例4：

Hello,

I hope you are doing well.

I am AUTHOR NAME. I am an ECFMG certified MD. I am currently gaining clinical experience at Mayo Clinic, Florida. I want to write for your journal. Here I am submitting a very unique case report of tumor to tumor metastasis involving meningioma and colon carcinoma mets along with writing editorials on the new developments in different fields of medicine.

For this case report, I am looking to publish it in maximum one month time because some of my mentees are applying for match in the US Residency programs.

I would love to submit other work to your journal.

I really appreciate your time.

Regards,

AUTHOR NAME

注：除了语言上的小问题外，这封投稿信的主要错误在于提出了一个不合理的要求，即因为其辅导的学生要申请美国居留权而要求在一个月内发表。一篇论文从投稿到发表需要经过初审、同行评议、修改等阶段。即使论文的科学性、新颖性等没有问题而顺利通过初审，同行评议的派送及审稿过程也需要一定时间。因此，一般期刊都不会接受这样的无理要求，通常这种情况会被直接拒稿。

关于投稿信，有以下几点建议：①保证投稿信的内容无误，尤其是期刊名称不要写错；②要充分展示研究亮点，尽量避免使用模板套话或浮夸词汇；③切忌直接把论文原文的摘要复制到投稿信中，这会让编辑觉得作者的态度有问题，不尊重目标期刊；④避免使用过多专业术语以及缩略语，尽量使用通俗易懂的语句来表达观点；⑤切忌在投稿信中提出不合理的发表要求。

有的作者非常不重视投稿信，只是简单写上稿件名称等基本信息，介绍文章的研究过于敷衍，这样会让编辑觉得文章没有价值和吸引力，直接做出拒稿的决定。需要注意的是，如果作者在正式投稿前已经把论文提交到预印本出版平台，须在投稿信中详细说明预印本论文的信息和链接，以及目前的稿件做了哪些更新，避免编辑在后续稿件查重时质疑作者的诚信。

## 二、格式内容不符合要求

尽管越来越多的期刊因为简化投审稿流程和开启多刊联合审稿而弱化稿件格式，但是根据目标期刊的投稿指南中的规定，执行其相关要求，仍然会给编辑留下良好的印象。其中重点关注以下几点：①确定论文内容符合目标期刊的发表范围。②根据目标期刊的论文类型描述确定所投稿件的论文类型。有的期刊的某些特定文章类型是以邀稿为主，很少或不接受作者自由投稿。③比照目标期刊对所投论文类型的要求检查其中各要素是否达到标准，例如正文字数、参考文献数、图表数等方面的上下限规定。有些期刊还会规定标题的格式，如临床研究的标题可以/必须为陈述句句式等。医学类期刊对于摘要的格式要求也很严格，例如 *JAMA* 对于多数文章类型都要求提供结构式摘要。

---

**示例 3-27**

例：

COVID-19 related coagulopathy and thrombotic events. A literature review of pathophysiology, clinical manifestations, medications and optimal dosage, outpatient and post-hospitalization use.

注：这是一篇稿件的标题。这个标题中句点的使用不符合规范。如果要保留现有的标题结构，第一个句点应该改为冒号，第二个句点应该去掉。另外，某些期刊规定了标题的字符数。虽然大多数期刊并没有专门规定，但这样一个长标题仍然太过冗长，不利于科学内容的传播。以上这个标题可以把后半部分即冒号后简化为 "A literature review"，然后将原来标题的后半部分内容放到关键词中去，这样标题和关键词内容互补，可以有效提高论文被检索和阅读的机会[11]。

---

## 三、投稿过程中的错误

按照目标期刊的写作要求准备好稿件后，就到了正式投稿环节。投稿过程常出现的问题：①稿件类型勾选错误；②稿件的文件未上传齐备，可能出现漏传文件（例如图表或补充材料）、错传文件（上传了错误的稿件版本）等；③稿件各文件顺序上传错误，多数作者在上传稿件的各个文件时，没有考虑上传顺序，或上传后没有根据稿件内容对文件顺序进行调整，这样显示出来的稿件内容可能是乱的，需要编辑手动调整，编辑对作者和文章的印象会大打折扣；④稿件的各文档上传后不能正常显示，例如图片，若无法显示或像素太低，也会影响编辑对文章质量的判断。投稿过程中这些问题都可能导致稿件被退回或拒稿，因此作者应格外重视。

## 四、回复审稿意见不规范

投稿后修改、回复这个阶段作者须高度重视审稿人提出的每一个意见，并基于审稿意见认真修改稿件，包括补实验、撰写回复信等，争取在二审环节得到编辑和审稿人的认可。回复信的写作力求完整、有理、简洁，杜绝语言错误，态度谦逊、不卑不亢。以下举例说明回复信中常见的错误。

---

**示例 3-28**

例 1：

**Question**: This study just analyzed some data, but the findings could not support the title "... Prediction, Prevention, and Personalized Medicine".

**Response**: We apologize if the title of our manuscript may have given the impression of overreaching claims. <u>We have modified the relevant title.</u>

注：此处回复仅简单说明已经按照审稿人意见修改标题，但其实这样的说明并不够，还应该给出修改后的标题，以便编辑和审稿人二审时一目了然。

改：**Response**: We apologize if the title of our manuscript may

---

have given the impression of overreaching claims. We have modified the relevant title as "Investigating the *** influence on psoriasis and psoriatic arthritis risk: A Mendelian randomization analysis".

例 2:

**Question**: p. 10, There is a repetition in the following sentences, please correct: "To facilitate the development booster strategies during an ongoing pandemic, this trial assessed the heterologous primeboost ABC cells and homologous DEF cells vaccinations in persons who had previously completed vaccination regimen at least 6 months earlier. Here, we aimed to compare the safety and immunogenicity of a fourth heterologous booster dose of ABC cells, with a homologous boost DEF cells in adults in China who had previously completed three doses of CoronaVac vaccination regimen at least 6 months earlier."

**Response**: We appreciate the Reviewer#2 for bringing this to our attention. To rectify this repetition, we have successfully implemented a correction in the sentence you mentioned above into "To facilitate the development booster strategies during an ongoing pandemic, this trial assessed the heterologous prime-boost recombinant ABC cells and homologous inactivated DEF cells vaccine in adults of China who had previously completed three doses of CoronaVac vaccination regimen at least 6 months earlier". We thank the reviewer again for highlighting this issue, and we apologise for any confusion it may have caused in the revised manuscript.

注：这个回复第一句写得不错，态度诚恳表达了对审稿人提出这个问题的感谢，但最后一句又重复一遍感谢，并郑重道歉，就显得过于冗赘。且第二句用词和语气过于正式，不符合"回复审稿人意见"这一语境。

改：We appreciate your bringing this to our attention. Sorry for the repetition. We have rewritten this part as "To facilitate developing booster strategies during an ongoing pandemic, this trial assessed the heterologous prime-boost recombinant ABC cells and homologous inactivated DEF cells vaccine in adults of China who had previously completed three doses of CoronaVac vaccination regimen at least 6 months earlier".

## 总结

本节梳理了投审稿流程中常见的错误，提醒作者重点关注的内容，通过举例让读者更直观地了解错误发生的场景，并给出建议。投稿过程中一定要高度重视投稿信，力求突出所投论文的新颖性和重要性，让编辑认可稿件价值。投稿时，对照投稿指南修改稿件，确保稿件内容格式符合目标期刊要求，投稿时确保所有文件正确、完备、顺序合理、显示清晰。回复审稿意见在回复信部分辅以实例对评审意见的回复进行指导，使读者更容易理解和掌握回复技巧。

# 参考文献

［1］NATURE MEDICINE. Writing and language[EB/OL]. [2023-08-29]. https://www.nature.com/nm/submission-guidelines/writing-and-language.

［2］GASPARYAN A Y, AYVAZYAN L, BLACKMORE H, et al. Writing a narrative biomedical review: Considerations for authors, peer reviewers, and editors[J]. Rheumatology International, 2011, 31(11): 1409-1417.

［3］JAMES C. Errors in Language Learning and Use(M). New York: Routledge, 2013.

［4］ZINSSER W. Writing English as a Second Language[EB/OL]. (2009-12-01)[2023-08-10]. https://theamericanscholar.org/writing-english-as-a-second-language.

［5］WEBB C. The use of the first person in academic writing: objectivity, language and gatekeeping[J]. Journal of Advanced Nursing, 1992, 17(6): 747-752.

［6］IHDE D C, COHEN M H, SIMMS E B, et al. Evaluation of response to chemotherapy with fiberoptic bronchoscopy in non-small cell lung cancer[J]. Cancer, 1980, 45(7): 1693-1696.

[7] PELLINI R, VENUTI A, PIMPINELLI F, et al. Initial observations on age, gender, BMI and hypertension in antibody responses to SARS-CoV-2 BNT162b2 vaccine[J]. eClinicalMedicine, 2021, 36: 100928.

[8] WEISSMAN S M. Editorial: Personalized medicine: A new horizon for medical therapy[J]. Precision Clinical Medicine, 2018, 1(1): 1-2.

[9] SAMUELS M S. Scientific Logic: A reader-oriented approach to technical writing[J]. Journal of Technical Writing and Communication, 1982, 12(4): 307-328.

[10] LANG T A. How to write, publish, & present in the health sciences: a guide for clinicians & laboratory researchers[M]. Philadelphia: American College of Physicians Press, 2010.

[11] ROSTAMI F, MOHAMMADPOORASL A, HAJIZADEH M. The effect of characteristics of title on citation rates of articles[J]. Scientometrics, 2014, 98(3): 2007-2010.

第四章

# 生物医学英文论文发表案例与心得

关于论文发表，许多作者往往抱着碰运气的心态，希望"一投就中"，但实际上一篇论文从构思到发表是需要一个漫长的打磨过程，这个过程不仅是文章质量也是自身水平的重要提升过程。本章以专家的实际投稿和论文发表为案例，从科研人员和临床医生的第一视角分别探讨基础科研和临床研究中不同文章类型的撰写、投稿和发表的要点与注意事项。

## 一、*The Lancet* 论文发表心得

1. 期刊简介

*The Lancet* 创刊于 1823 年，是医学领域中顶级综合性期刊，主要发表具有启发或促进医学科学或临床实践意义的原创稿件。*The Lancet* 为周刊，全年出版 52 期。截至目前，期刊已创刊 200 余年，出版了 1 万多期。*The Lancet* 的最新影响因子（JCR 2023）为 98.4，在 JCR 学科 "Medicine, General & Internal" 325 种期刊中排第 1 位。

2. 文章简介

*The third Intensive Care Bundle with Blood Pressure Reduction in Acute Cerebral Haemorrhage Trial (INTERACT3): an international, stepped wedge cluster randomised controlled trial* 于 2023 年 5 月发表于 *The Lancet*（本文发表时，该刊影响因子为 202.731，见附件 4-1）。急性自发性脑出血是最严重也是目前治疗手段最少的脑卒中类型，约占全球每年近 2000 万例新发脑卒中

附件 4-1
作者简介及案例文章

205

的 20%，并导致 2/3 的患者死亡或者致残，造成严重的社会和经济负担。早期降压至 140 mmHg 治疗是目前已知治疗急性脑出血最具安全性的治疗措施，然而已报道的临床随机对照试验的结果并不一致，也并未证明其有效性，因此早期降压治疗在临床指南的证据等级和推荐等级均为中等。基于此，研究团队发起了 INTERACT3 研究（the third Intensive Care Bundle with Blood Pressure Reduction in Acute Cerebral Haemorrhage Trial）。研究结果显示，在急性脑出血症状发作后数小时内强化降压以及对高血压、发热、异常抗凝治疗的组合性管理可以改善急性自发性脑出血患者的预后，为急性脑出血的治疗提供了高级别的证据支持[1]。本研究是全球第一个在急性脑出血治疗领域取得积极成果的Ⅲ期多中心随机对照试验。

3. 发表历程

本次投稿 The Lancet 总共收到 5 位专家的 25 页审稿意见，总共 75 个问题。其中，有些审稿人的问题很尖锐。例如，针对本研究的数据统计方面，审稿人提出了一些针对性的问题。我们在研究团队中组建了国际统计学团队来负责回答这一类问题。通过团队合力协作，把相关数据全面梳理、分类，最终圆满地回复了审稿人的疑问，文章在二审时顺利被接受。The Lancet 处理稿件的流程较快，本文从投稿到最终在线发表，总共不到半年的时间，其中一审的审稿周期为 2 个月，修改时间为 1 个月。The Lancet 对于作者署名要求比较严格，规定了并列通讯作者不能超过两位，且要单独提供文章所有并列第一作者和通讯作者参加本研究的工作证明材料，包括签名文件、工作照、记录资料等研究不同阶段的证明。

4. 心得体会

本次投稿和发表过程，主要有以下 4 个方面的心得体会。

①在研究选题方面，关键是要关注领域内前沿和疑难问题。我们避开热点问题，选取研究相对薄弱和小众的领域作为研究问题。热点问题并不是不建议去探索，主要是研究团队较多，研究成果发表难度较大，

且可能出现重复研究的情况，如果别的团队抢先发表了研究成果，可能会影响自己研究成果的顺利发表。在临床研究方向上尽量选取多发病、常见病，以保证研究能搜集到足够的病例资源和样本量，例如发病率在 0.1% 的疾病较为合适。②在研究方案的设计和实施方面，要注重科学性、新颖性和可行性。研究方案的设计需恪守学术和伦理原则，严格制定纳入 / 排除标准。在研究方案实施过程中还要有严密的组织管理和执行力，包括严谨的研究流程（临床研究注册）、严格的管理质控体系和完整的资料保存等，以随时根据实际情况调整方案以及备查各种可溯源资料。③在研究团队方面，力求组建国际化、专业化、执行力强的队伍。在国际临床多中心研究过程中会涉及许多非学术的问题，如伦理审查、各中心协调管控、各级部门申报审批、国际合作、财务等，建立好团队管理协调机制，将有利于研究顺利开展与推进。④在选刊与投稿方面，要有顶级期刊的发表意识。在文章撰写时，提前了解目标期刊的相关要求，如字数、文章要素、格式等，从构思到撰写都按照顶级期刊的要求来执行，那么最终完成的稿件质量就有保证。

科学研究不是一蹴而就的，要有坚定不移的信念，百折不挠勇往直前的精神，才能做出优秀的研究成果。以本研究为例，团队历经了近 10 年时间才完成了这项国际多中心随机对照试验，覆盖了 10 个国家的 121 家中心，纳入超过 7000 例脑出血患者。本研究是迄今为止脑出血领域全球最大规模的随机对照试验，首次作为高级别循证证据发现脑出血的有效治疗方案研究。本研究的结果同步在德国慕尼黑举行的第九届欧洲脑卒中组织大会（European Stroke Organisation Conference）上重磅公布，引起全球医学界的广泛关注与热烈讨论。

　　**编者语：**本案例作者分享的是一项关于急性脑出血后包含强化降压在内的组合性管理方案的国际多中心临床试验发表到医学综合性顶级期刊 *The Lancet* 的经验与心得。临床试验在 *The Lancet* 是包含在"original research"（原创研究）栏目中的，在期刊官方网站上关于临床随机对照试验有详细的格式指南和写作模板，以方便作者在提交论文之前对应修改，并且可以简化同行评议和编辑的流程。本案例研究团队"十年磨一剑"，完成了脑出血领域全球最大规模的随机对照试验，其中的艰辛可想而知。本案例作者强调了从研究设计一开始就要有"顶刊意识"，从组建团队设计严谨的研究方案到伦理审查和临床试验注册，再到全球招募研究中心、各中心协调管控、国际合作等，作者团队在前期进行了充分准备，且每一步都是按照顶级期刊的相应要求来规范推进，从人力、经费、管理进行全球化布局，使如此大规模和持续时间如此长的临床研究得以顺利开展，并最终形成高水平的论文在顶级期刊发表。

## 二、*Blood* 论文发表心得

### 1. 期刊简介

*Blood* 创刊于 1946 年，是美国血液协会的会刊（The American Society of Hematology，ASH），也是血液学领域顶级期刊，发表范围涵盖了白细胞紊乱、红细胞、血小板、止血机制、免疫学、血管生物学和血液肿瘤学等内容，旨在帮助解决学科领域内的重大问题，并激发该领域的伟大发现。*Blood* 为周刊，最新影响因子（JCR 2023）为 21.0，在 JCR 学科"Hematology"97 种期刊中排第 2 位。

### 2. 文章简介

*Sirolimus plus prednisolone vs sirolimus monotherapy for kaposiform hemangioendothelioma: a randomized clinical trial* 于 2022 年 3 月发表于 *Blood*（见附件 4-2）。卡波西样血管内皮瘤（Kaposiform hemangioendothelioma，KHE）是儿童中罕见的具有局部侵袭性特征的脉管肿瘤，发病率低至 7/1000 万，约 70% 的卡波西样血管内皮瘤会伴发卡梅现象（Kasabach-Merritt

附件 4–2
作者简介及案例文章

phenomenon，KMP），即以巨大血管瘤伴血小板减少及消耗性凝血功能异常为特征的临床综合征。KMP 一旦发生，病情进展迅速，死亡率高达 20% ~ 30%。尽管发生 KMP 的患者预后不良，但由于缺乏有力的证据，临床上没有标准的治疗方案。团队前期通过回顾性研究，发现西罗莫司联合激素可以有效控制 KMP。基于此，本文报道了西罗莫司联合激素与单用西罗莫司疗效对比的前瞻性多中心研究，探讨了西罗莫司联合激素治疗卡波西样血管内皮瘤合并 KMP 的有效性及安全性[2]。这项研究为西罗莫司联合激素治疗活动性 KMP 患者奠定了基础。

3. 发表历程

本文研究的 KMP 属于严重的凝血紊乱，因此，作者首选的是血液学领域顶级期刊 Blood。Blood 重视研究的原创性与创新性，对于设计完善的临床试验十分感兴趣。期刊基于观察或研究的原创性和重要性、工作质量和证据的有效性、表述的清晰度以及读者和领域的相关性等因素决定稿件是否录用。在投稿时，Blood 要求作者对研究的类别进行详细分类，如果不清楚可以提交投稿前咨询。

Blood 的初审周期在 1 个月左右，编辑评估稿件后，如果研究的创新性不够或者不属于期刊关注的范畴，会直接拒稿。同行评议一般邀请 3 ~ 5 名研究领域内的专家。本研究邀请了 3 名审稿专家进行同行评议。具体审稿意见：①修改文中的一些描述不当的内容以及增添部分数据；②指出文中一些定义比较模糊、数据展示不充分、专业术语使用的缺陷；③提出需要强调患者的死亡率和既往的死亡率对比，因为作为前瞻性研究，对于治疗 KMP 的巨大进步具有很强的说服力。值得一提的是，尽管 3 名审稿专家对于本研究一致给予了肯定的评价，编辑仍然在邮件末强调了"由于本刊稿件量大，最多只有一次修改论文的机会"。

经过逐一地按照审稿专家的意见进一步完善文章，本文最终作为封面焦点文章（plenary paper）发表于 Blood。文章在 Blood 上发表，可以选择开放获取模式由作者支付费用，也可以选择传统发表模式，如果选择后者，Blood 不收取任何文章发表费用。每一期文章出版后，

*Blood* 还会邀请专家对当期的重点文章进行点评。针对本研究，*Blood* 邀请了宾夕法尼亚大学 Borst 教授和科罗拉多大学医学院 Nakano 教授为本研究撰写了题为 *Targeting inflammation-induced Kasabach-Merritt phenomenon* 的评论，两位专家高度赞赏了本研究的重要性和临床价值，他们认为该研究有助于更好地理解炎症与卡波西样血管内皮瘤病理和生理之间的独特关系，并能指导临床形成最佳的药物治疗方案。

4. 心得体会

关于论文投稿与发表，有以下两点建议：①选题新颖，要有临床意义与创新性，以本文为例，选择的是一种儿童罕见病为研究对象，研究结果为了解和治疗这类罕见病提供了新的思路，具有重要的临床意义；②严谨的研究设计思路和完善的研究执行方案，本研究联合了 4 家医疗单位，牵头进行了该多中心 Ⅱ 期临床试验，研究结果为罕见病患者的治疗提供了高质量临床证据；③精准选刊，对研究领域内期刊发表文章的范围和特色准确把握，可以使投稿和发表文章的过程少走弯路，避免因反复拒稿和投稿而浪费大量的时间和精力。

**编者语：** 本案例作者分享的是一项针对罕见血管肿瘤的前瞻性多中心临床试验发表在血液学领域顶级刊物 *Blood* 的经验与心得。*Blood* 在领域内具有很高的影响力和学术地位，该刊为周刊，于每周四正式出刊。尽管期刊近 5 年的年均发文量在 500 篇左右，但是稿件接受率仍然较低，发表难度大，第一次收到稿件决定的平均时间是 17.5 天。本案例作者强调了选题要瞄准临床问题，以案例论文为例，其研究成果的核心是针对罕见病在临床中缺乏有效治疗药物和方案的问题，作者团队以临床问题为导向，开展的前瞻性随机试验，其可靠的研究数据和结果是基于前期的标准化管理，才能推进多中心临床试验的协调与合作，最终得到高质量的临床证据，确定了最佳的一线治疗手段，解决了该罕见病临床治疗受限的问题。因此，写作和科研不是两个独立的过程，要有好的设计才能有好的论文，甚至可以在研究方案设计好就把论文的框架先写出来，后续一边做实验一边完善论文，实验一结束，论文也就相应完成了。

## 三、*Diabetes Care* 论文发表心得

### 1. 期刊简介

*Diabetes Care* 是临床糖尿病领域的顶级学术期刊，也是美国糖尿病协会（American Diabetes Association，ADA）出版的官方学术期刊，专注于发表糖尿病临床研究相关的原始研究、综述、通信、临床实践指南等。*Diabetes Care* 是月刊，每年出版 12 期，最新影响因子（JCR 2023）为 14.8，在 JCR 学科 "Endocrinology & Metabolism" 186 种期刊中排第 6 位。

### 2. 文章简介

*Visual inspection of chromatograms assists interpre-tation of HbA$_{1c}$: a case report* 于 2018 年 7 月发表于 *Diabetes Care*（见附件 4-3）。该论文是一篇罕见病的个案报告，源自作者门诊遇到的一名糖尿病前期患者[3]。糖化血红蛋白（hemoglobin A$_{1c}$，HbA$_{1c}$）可有效反映过去 3 个月左右的平均血糖水平，是现阶段糖尿病管理中最重要的中间指标之一。研究团队敏锐地观察到该患者虽然糖耐量异常，

附件 4-3
作者简介及案例文章

血糖轻度升高，还没有达到糖尿病的诊断标准，但其 HbA$_{1c}$ 反复检查都不在正常范围内（2.7% ～ 3.6%）。同时，患者间接胆红素升高，经基因检测及一系列检查验证该患者患有一种极为罕见的血红蛋白病（此前全球仅报道过 1 例），并因此出现血红蛋白不稳定，且 HbA$_{1c}$ 异常降低。

### 3. 发表历程

考虑到病例的罕见性，作者团队以病例报告的形式向实验医学领域的经典期刊 *Clinica Chimica Acta* 投稿，但文章在一天之内就被拒稿了（未给出具体拒稿理由）。考虑到该罕见血红蛋白突变并未造成严重临床贫

血表现，但该病例的研究数据对进一步研究血红蛋白结构可能有一定帮助，因此团队将稿件进一步修改，补充了一些该突变对血红蛋白结构和稳定性的实验，并转投专注血红蛋白研究的专业期刊 *Hemoglobin*。该期刊表示了一定兴趣，且对实验数据给出很多有价值的修改意见。在患者的配合下，反复修稿，并补充大量实验数据，这个过程长达两年多。然而，最后一次修稿时，患者去往外地前留下的样本意外遗失，导致期刊要求补充的实验无法完成，因此最终被拒稿。

经过长时间的"拉锯战"后，课题团队内部反复沟通讨论，最终意识到作为糖尿病专科临床医生，在学术背景上并未接受过严格的实验医学相关研究的训练，难以从实验医学的研究角度驾驭一整套严谨的检验质控，使得每次增补实验都没有达到期刊的要求。因此，我们调整思路，从临床医生的视角，回顾患者的诊疗过程，并梳理本研究的所有相关数据。考虑到国际糖化血红蛋白检测标准中仅包含了少数常见 HbA$_{1c}$ 图表，而具有罕见血红蛋白突变的患者则被严重忽视，因此我们意识到，本研究中患者的 HbA$_{1c}$ 是采用高效液相色谱（high performance liquid chromatography，HPLC）检测的，而色谱图中的异常条带是识别该血红蛋白异常突变的关键。如果在实验室检查报告中附上 HPLC 色谱检测结果，能给临床医生和检验医生在临床诊断时提供额外的参考信息，提醒大家关注那些平时难以被发现的罕见血红蛋白病，及其对 HbA$_{1c}$ 检查的影响。最终，我们把文章转投到临床糖尿病领域顶级期刊 *Diabetes Care*。尽管该期刊已很久不接受病例报告，但因本文的观点被编辑和审稿人高度认可，因此论文在短时间内顺利发表。

### 4. 心得体会

本文的发表心得有两方面：①临床医生在做科研时经常困惑于选题方向，但其实在平时的工作中多留意、多思考，就有很多值得深入探索的方向。例如本研究中，由于患者 HbA$_{1c}$ 数值严重偏离常规，无法反映其血糖水平，作者细心分析并配合一系列检测结果，发现该患者患有罕见的血红蛋白病，并把患者的诊断和检测数据整理汇总，最终发表为病例报告。②大多数文章的发表过程都是需要"过五关，斩六将"的，因此稿件被拒是经常发生的事。稿件如果被拒应该思考为什么会被拒，以及该怎样调整思路并修改文章。通过不断调整和修改，突出文章的重点和亮点，最终找到合适的期刊发表。

**编者语：**本案例作者分享的是一篇病例报告投稿到糖尿病研究领域顶级刊物 *Diabetes Care* 的经验与心得。*Diabetes Care* 偏重于临床应用，其办刊宗旨是为了促进糖尿病领域研究和对糖尿病患者的更好管理。期刊官方网站给出了文章接受率（11.06%）和第一次收到稿件决定信的平均时间（18 天）这类作者非常关注的信息。本案例中作者分享了其团队一段长达两年多的漫长投稿经历，稿件辗转投了 3 种期刊才得以发表。案例作者最初选择的两种期刊 *Clinica Chimica Acta* 和 *Hemoglobin* 都是偏重实验医学的期刊，对实验数据要求较高，尽管作者反复修改并按要求补充相关数据，最后还是发生了实验样本遗失的突发事件，无法顺利发表。但是案例团队并没有放弃，而是聚焦病例本身的罕见性和 HPLC 检测提供的关键信息，及时调整，厘清文章亮点和对口期刊，最终顺利发表。本案例作者强调了在投稿过程中要保持足够的耐心与信心，并且要随机应变，找准自己的强项和主要研究问题，那么在研究成果发表的道路上将事半功倍。同时，在选刊方面，应及时调整策略，根据实际情况选择最适合研究成果发表的期刊。

## 四、*The Lancet Neurology* 论文发表心得

### 1. 期刊简介

*The Lancet Neurology* 创刊于 2002 年，关注临床神经病学研究进展，是该领域顶级权威刊物，最新影响因子（JCR 2023）为 46.5，在 JCR 学科"Clinical Neurology"277 种期刊中排第 1 位。*The Lancet Neurology* 为月刊，全年出版 12 期，发表范围涵盖临床神经病学全领域，

包括但不限于脑血管病、痴呆、癫痫、头痛、神经系统感染、运动障碍、多发性硬化、神经肌肉疾病、周围神经病、睡眠障碍、创伤性脑损伤以及儿童神经病学。

2. 文章简介

*Stroke in China: advances and challenges in epidemi-ology, prevention, and management* 于 2019 年 4 月发表于 *The Lancet Neurology*（见附件 4-4）。脑卒中是世界人口第二大致死致残疾病，世界脑卒中组织年度报告显示，目前全球约有 8000 万脑卒中患者，每年约 550 万人死于脑卒中。随着人口老龄化加剧和生活方式的改变，脑卒中发病人数逐年攀升。该研究对 2007—2018 年中国脑卒中疾病负担和防治相关的研究数据进行了时间和空间多重对比和全面分

附件 4–4
作者简介及案例文章

析，揭示了中国脑卒中发生发展及预后的疾病规律，指出了中国脑卒中防治的现状、取得的进步和面临的挑战，并提出了未来的应对策略[4]。

3. 发表历程

*The Lancet Neurology* 关注通过高质量研究设计提供科学可靠的研究结果，从而解决临床问题、推动临床诊疗的发展。每期文章分为 3 个板块：红色板块为原创性研究，绿色板块为综述性研究，蓝色板块为编者语、述评、通讯和个人观点等。该刊鼓励随机对照试验投稿，对临床实践有创新性推动的观察性研究（尤其是大样本、多中心、前瞻性研究）或随机对照试验的单个患者数据 Meta 分析也可发表在红色板块。绿色板块多为邀稿，如本文即为主编邀稿。期刊会针对当下重大公共卫生事件或临床实践重大改革进行专辑组稿（series）或特邀重大报告（commissions）。

该刊对各种类型的文章都有明确格式要求，可查阅期刊官网的作者须知。红色板块和绿色板块投稿时，要求提交研究背景（research in context），总结拟投稿研究领域的既往研究证据、拟投研究结果对临床实践的创新价值，以及结合现有所有证据的临床应用。初次投稿时对文

章格式要求比较宽松，但首次返修时会有严格的格式要求，并要求上传所有作者的利益冲突表及作者声明。该刊目前有 4 位具有生物医学背景的专职学术编辑，包括 1 位主编，1 位副主编和 2 位高级编辑。投稿后主编会根据文章研究领域分派给责任编辑，负责文章从投稿、送审、修改、清样到发表全过程与通讯作者的沟通。责任编辑会对文章是否符合杂志主题范围、研究质量是否达到期刊基本要求进行评估，对文章进行外送审稿，建议转至 *Lancet* 系列其他期刊，或拒稿。

以本文为例，文章的外审周期为 2 个月左右，而对于随机对照试验一般为 7 ~ 14 天，对于具有重大公共卫生或临床意义的研究，经编辑团队评估可进入快速审稿流程（fast-track service），外审一般为 3 ~ 7 天，以保证文章在 10 周内发表。外审一般会邀请 3 位临床专家和 1 位医学统计学专家审稿。该刊强调审稿人的多样性，包括在年龄、性别、地域分布、学术年资等的差异。编辑部收到所有外审意见后，责任编辑将在编辑例会上讨论审稿结果，并对文章做出接收、修改或拒稿的决定。本文第一次外审收到了 4 位审稿专家的意见，主要关注于研究结果对临床实践的启示和指导意义。经过两轮修改之后，文章被正式接受。之后，由编辑部的专职文字编辑对文章的语言进行润色，定稿后约两周文章在线发表，同期刊发了时任世界脑卒中组织主席 Michael Brainin 教授对本文的特约评论。该论文于 2020 年和 2021 年多次入选 ESI 热点论文，自发表以来持续为 ESI 高被引论文。

4. 心得体会

对于临床医学领域论文写作与投稿有如下参考建议：大量阅读文献，充分了解领域内研究成果，主动发现临床问题，为研究和论文撰写积累资料与经验；论文选题应具有临床意义、创新性、可行性；在合理可行的前提下，尽量选择高级别研究设计（如随机对照试验、前瞻性队列研究），研究结果以期真正能为临床问题提供答案；对目标期刊的发表范围、稿件要求、审稿流程等进行深入分析，论文写作严格遵照期刊要求的内容和格式，把控好各环节时间节点，对于审稿意见应逐条回复并对应修改论文。

> **编者语：** 本案例作者分享的是一篇综述论文发表到临床神经领域排名第一的期刊 *The Lancet Neurology* 的经验与心得。*The Lancet Neurology* 设有神经科学领域论文合集系列专辑。本案例论文收录在 "Neurological disorders in China" 专辑中，该专辑目前包括 4 篇综述和 3 篇评论，归纳并讨论了中国神经系统疾病防治现状以及对临床和公共卫生系统带来的挑战。本案例论文聚焦的是脑卒中的防治进展与挑战，作者强调了在日常中文献资料和经验的积累，对领域的大方向要准确把握，对领域内研究的认知要有全局观，尤其在综述文章中，要客观评述已有研究成果和观点，系统、全面、清晰地分析问题本质并阐述观点。需要强调的是，综述论文本身对临床也是具有重要指导意义的，因此撰写综述文章不能为了总结而总结，为了发表而发表。

## 五、*Radiology* 论文发表心得

1. 期刊简介

*Radiology* 创刊于 1923 年，是北美放射学会（Ra-diological Society of North America，RSNA）出版的官方刊物，专注于发表放射学和医学影像学领域的新进展和新技术，被公认为放射医学领域的权威刊物。*Radiology* 是月刊，全年出版 12 期。*Radiology* 的最新影响因子（JCR 2023）为 12.1，在 JCR 学科 "Radiology, Nuclear Medicine & Medical Imaging" 204 种期刊中排第 2 位。

2. 文章简介

*Psychoradiologic utility of MR imaging for diagnosis of attention deficit hyperactivity disorder: a radiomics Analysis* 于 2017 年 11 月发表于 *Radiology*（见附件 4-5）。注意缺陷多动障碍（attention deficit hyperactivity disorder，ADHD）是常见的与脑神经发

附件 4-5
作者简介及案例文章

育相关的心理精神疾病，在学龄期儿童中的发病率为 5% ~ 15%。目前
对 ADHD 的诊断仍是依据父母和老师完成的问卷调查和对儿童行为的
观察，缺乏客观的实验室检查手段和生物学标记。本研究首次将影像组
学的分析策略引入 ADHD 患者的诊断和分型中，在分类准确性上较国
际同类研究有较大提高[5]。由于本研究偏重影像技术在辅助精神疾病
诊断和分型中的应用，对精神疾病的病因病理机制贡献较少，最初尝试
投稿精神疾病领域权威期刊 *American Journal of Psychiatry*，稿件被拒之
后转投放射学领域权威期刊 *Radiology*。

3. 发表历程

*Radiology* 杂志除了一名主编外，还有多名来自放射学亚专业的执
行主编。主编会根据文章方向分派给负责该亚专业的执行主编，例如本
研究被分派给神经放射亚专业的执行主编。*Radiology* 的编辑团队都是
一线放射诊断医师，因此非常强调临床相关性，即研究目标和结果一定
要能解决放射学中的临床问题，同时偏好新技术、大样本以及多中心
研究。该刊对各种类型的文章都有明确的字数限制，例如原始研究正
文不得超过 3000 个单词。初次投稿时对字数限制比较宽松，但返修时
会严格要求字数，多余内容可以考虑放在附件中。*Radiology* 采用的是
ScholarOne 投稿系统。投稿时要求提供研究机构的伦理审查批件，同时
要求说明本研究使用的数据全部或部分是否在其他已经发表的研究中
使用。

*Radiology* 是双盲评审模式，审稿周期在 1 个月左右，一般会邀请
3 名审稿专家给意见，其中包括一名医学统计学专家。除此之外，执行
主编也会针对文章的内容提出问题。审稿人的问题各有侧重，有的审稿
人侧重于临床问题，例如患者的纳排标准是否合理；而有的审稿人侧重
于研究技术细节，例如本研究中影像数据质控、机器学习算法的选择、
特征提取的方式等。因此要求研究者同时对临床问题、成像参数和数据
分析方法都有比较深入的了解。回复审稿人问题时应尽可能翔实，切忌
敷衍，对于难以用文字描述的问题还可以提供图表说明。例如，本文在

一审时，其中一位审稿人针对本研究使用的"全相关"特征选择算法的原理以及与传统特征算法相比的优势提出了疑问，并要求举例说明。由于不是算法的开发者，为了回答该问题我们首先查阅了该算法的文档，在对文档充分理解后进行了回答，并请算法领域相关专业人士对回复内容进行了把关。针对审稿人举例说明的要求，我们还设计了一个数值模拟实验，并将实验的代码和结果作为附录放在回复信之后，较为完善地回复了审稿人对技术细节的质疑。

*Radiology* 的二审周期一般在 2 ~ 3 周。审稿人若无异议，文章就会被接收。一般接收后 1 个月文章即会上线，但正式发表的时间较长，在半年以上。*Radiology* 不收取任何文章发表费用，而且每一期文章出版后还会邀请专家对本期重点文章进行点评，例如针对本研究，*Radiology* 邀请了精神疾病影像研究领域国际知名专家，梅奥医学中心 John Port 教授撰写了题为 *Diagnosis of attention deficit hyperactivity disorder by using MR imaging and radiomics: a potential tool for clinicians* 的特约评论。医学影像领域著名评论网站也针对本文研究成果撰写了题为 *MRI, radiomics help diagnose, discern ADHD subtypes* 的专题报道。该论文于 2020 年入选 ESI 高被引论文。

4. 心得体会

关于这篇论文的投稿与发表，我们感受较深的心得体会是：①如果研究所属的领域较窄，目标期刊的专业性可能较强，因此会对稿件的审核非常严苛，研究成果一定要兼具创新性和重要性，投中目标期刊的可能性才高；②期刊对论文质量的肯定，并配合文章同期从各个途径进行宣传推广，使文章有幸入选高被引论文。因此，作者一定要重视文章发表后的宣传，这是科研成果的有效交流途径，大大提升了论文的可见度，使之不仅仅局限于期刊的编辑、审稿人和部分读者。

**编者语**：本案例作者分享的是一篇原创性研究论文投稿到放射领

域顶级刊物 *Radiology* 的经验与心得。*Radiology* 一直被认为是放射学领域最新和最高质量临床相关研究的权威参考，并且对于原创研究案例作者也提到了，正文不超过 3000 字，这就要求撰写论文时尽量简洁、准确。关于向 *Radiology* 投稿的写作要求，该刊编辑还总结了 10 条关于论文每个部分的写作建议，这些建议对于国内大多数研究人员的论文写作习惯非常具有指导性和规范性[6]。本案例中作者强调了论文发表后宣传推广的重要性，这也契合本书第二章中提到的观点，论文发表后的推广、引用与评价也属于出版流程的一部分，会随着论文发表一直持续。作者应该对论文的全周期负责，而不是认为宣传推广只是期刊的任务，并且配合期刊宣传研究成果，可以有效地促进学术交流，拓展更多的研究合作可能。

## 六、*Nature Reviews Earth & Environment* 论文发表心得

1. 期刊简介

*Nature Reviews Earth & Environment* 创刊于 2020 年，是地球科学与环境领域顶级的在线综述类期刊，主要发表地球科学和环境科学领域重要的研究进展，发表文章类型包括综述、观点、技术综述，评论和研究亮点等。*Nature Reviews Earth & Environment* 为月刊，最新影响因子（JCR 2023）为 49.7，在 JCR 学科 "Environmental Sciences" 358 种期刊和 "Geosciences, Multidisciplinary" 253 种期刊中均排第 1 位。

2. 文章简介

*Carbon and nitrogen cycling on the Qinghai-Tibetan Plateau* 于 2022 年 9 月发表于 *Nature Reviews Earth & Enviro-nment*（见附件 4-6）。青藏高原生态系统发挥着重要的生态功能，包括水土保持、生物多样性保护、调节区域气候以及碳汇等，但近年来，在气候变化和人类活动强度增加的影响下青藏高原生态系统的碳氮循环过程正发生着

附件 4-6
作者简介及案例文章

变化，进而改变了其生态功能。本文研究团队综述了200余篇相关论文和大量样点通量监测数据，总结了青藏高原上的碳氮循环变化及驱动机制，指出草地可持续管理、生态工程和绿色技术发展将抑制青藏高原温室气体排放，有助于维持青藏高原的碳汇功能[7]。

### 3. 发表历程

该综述是受邀投稿，从收到邀请函（2021年2月23日）到在线发表（2022年9月27日）历时超过一年半。尽管是邀稿，*Nature Reviews Earth & Environment* 要求较为严格，接受邀请后，需要先向编辑部提交概要（synopsis），内容包括领域的重要性，基本的论文框架，图表的构思以及重要的参考文献等，经过近两个月的反复沟通，最终确定论文框架。完成投稿后，共收到3位审稿专家共20页审稿意见，3位审稿专家的意见并不完全统一，经过与编辑讨论，决定参考这些意见调整了综述内容的组织结构。修改稿提交二审时，又有专家增加了一个比较大的修改意见，认为碳氮循环机制凝练不够，于是再一次大修。与大多数投稿发表经历有所不同的是本文又被第三次派送外审，这一次的审稿意见再一次建议重新调整论文内容框架，并添加最新文献。经过三轮审稿和修改，在研究团队共同努力下，文章最终被接受发表。

### 4. 心得体会

本次约稿综述的发表过程，主要有以下4个方面的心得体会。①综述论文的框架结构决定了综述的质量。综述的框架包括要从哪些方面对相关领域进行综述，以及在逻辑上怎样进行内容铺陈。在论文框架梳理阶段，要参照目标期刊的范文，按照期刊的要求来构思论文框架，并且要与编辑多沟通，确定好文章框架和字数、交稿日期等细节之后再动笔写。②重要的综述论文一定不是某一领域成果的编年史。很多作者在写综述时喜欢记"流水账"，简单罗列已报道的研究成果，缺乏对该研究领域已有知识的整合、分析、讨论，这是写综述的大忌。因此，在综述写作方面，关键是要围绕重要研究进展，整合已有数据，凝练背后可能存在的机制以及相关领域未来的研究重点和方向。例如本文，研究团队整合分析了大量的研究数据，为青藏高原碳氮循环勾勒出一幅全景图。同时，结合前沿进展，总结出了青藏高原生态系统碳氮循环的重要限制因子。③由于综述类文章的特殊性，在写作团队方面，应尽量组建来自不同课题组的国际化和专业化的队伍，以保证综述内容的客观性、平衡性和全面性。因为，单一的研究团队在领域内某些问题的看法上往往较为片面。以本文为例，青藏高原的研究一直以来都是地球科学和环境科学的研究热点地区，国内外团队开展了大量工作。在受到邀请后，我们通过各种方式邀请了国内外顶尖的科学家加入写作团队，保证了论文的质量。④综述类型文章知识面覆盖较为全面，且高质量的综述往往对领域内今后的研究方向有引领作用，因此引用率往往较高。本文收录于2022年 *Nature Reviews Earth & Environment* 的第10期，该期以专刊的形式围绕地质、地表和气候过程在不同时间尺度上的相互作用，探讨了合作保护青藏高原这一脆弱生态环境的必要性。正式发表后半个月左右，期刊就组织了主题为"Tibetan Plateau Focus Issue"的在线国际研讨会，邀请了包含笔者在内的7位讲者就青藏高原的焦点问题进行了报告和讨论。在期刊宣传推广的助力下，本文已入选2023年ESI高被引论文和热点论文。

**编者语：** 本案例作者分享的是一篇邀稿综述论文发表在 *Nature* 子刊的经验与心得。尽管 *Nature Reviews Earth & Environment* 创刊时间较晚，但是综述类期刊发表的内容本身有很高的学术水平，因此期刊在领域内的影响力很大。本案例作者是受期刊邀请撰写的是一篇命题综述。通常，在领域内有一定学术造诣的学者才会收到这样的邀请，他们能够对该领域内的研究趋势和重要成果进行深入评述和总结，能够对该领域内的问题和挑战进行全面思考和分析，并提供权威的学术观点。本案例作者强调了综述文章的写法，正如本书第一章所述，综述类型文章切忌堆砌已报道的研究成果，要在领域内已有研究成果的基础上，总结分析提出自己的观点并且可以对领域研究方向起到指引作用。如果综述只是把前期研究成果简单复述一遍，一是文章缺乏可读性和学术价值；二是读者可能更倾向于去引用原始文献，去挖掘更有参考意义的内容，那么到头来这样的综述就没有意义了。

## 七、*Briefings in Bioinformatics* 论文发表心得

1. 期刊简介

*Briefings in Bioinformatics* 属于牛津大学出版社旗下，是数学与计算生物学领域的权威刊物。*Briefings in Bioinformatics* 是双月刊，全年出版 6 期，发表范围包括表型和基因型遗传研究、DNA 测序、基因表达研究、微阵列、信号通路、结构确定和功能预测、系统发育研究等。*Briefings in Bioinformatics* 的最新影响因子（JCR 2023）为 6.8，且近 10 年在 JCR 学科"Mathematical & Computational Biology"65 种期刊中始终排名前 4，在"Biochemical Research Methods"85 种期刊中也是排第 4 位。

2. 文章简介

*eccDNA Atlas: a comprehensive resource of eccDNA catalog* 于 2023 年 3 月发表于 *Briefings in Bioinformatics*（见附件 4-7）。染色体外环状 DNA（extrachromosomal circular DNA，ecc-DNA）是一类游离于染色体外的环状 DNA，在肿瘤发生、免疫应答等方面发挥着不可或缺的作用。然而，关于 eccDNA 的特征和功能的信息仍是碎片化的，隐藏在大量的文献和庞大的全基因组测序数据之后，并未充分用于 eccDNA 的鉴定。因此，建立一个集成的存储库门户对于识别和分析 eccDNA 至关重要。为了解决该领域迫切需要的

附件 4–7
作者简介及案例文章

eccDNA 分析平台问题，本研究开发了 eccDNA Atlas 数据库，涉及 7 个物种、66 种疾病、57 个组织和 319 个细胞系，是目前国际上最全面的 eccDNA/ecDNA 数据集合与分析平台[8]。

3. 发表历程

生物信息类期刊在文章格式和出版要求方面有其特殊性。

*Briefings in Bioinformatics* 的 文 章 类 型 中 没 有 "research article"（原创研究）的选项，以本文为例，文章类型 "problem solving protocol"（问题解决方案），更强调作者用何种方法解决了何种问题。另外，向 *Briefings in Bioinformatics* 投稿时还需要用 3 ~ 5 个短句说明文章主要贡献。以本文为例，关键点突出了研究的 4 个重点（图 4-1）[8]：①从实验数据角度，强调数据量和样本量规模庞大；②从计算角度，预测与分析了大量肿瘤样本新的 ecDNA；③说明数据库的界面与基本模块；④说明数据库的分析亮点，即可视化与注释等。

---

**Key points**

- In all, 629 987 eccDNAs and 8221 ecDNAs were manually curated from 3636 literatures across multiple species.
- In all, 1105 ecDNAs were identified by AmpliconArchitect algorithm based on WGS data from 319 tumor samples.
- A user-friendly web interface was built to help users to search, browse, analyze, download and submit data.
- Customized eccDNA annotation, analysis and genome visualization were provided for oncogenes, enhancers, SNPs, chromatin accessibility, etc.

---

图 4-1　关键点总结示例

*Briefings in Bioinformatics* 在收到作者投稿后，先进入编辑初审阶段，包括文章是否符合期刊范围、论文质量初步评估、论文格式等，这一阶段过后会由编辑委派相关领域审稿人审稿。同行评审的周期在 1 ~ 2 个月，一般会邀请 3 ~ 5 名生物信息学与计算生物学领域的审稿专家评审。*Briefings in Bioinformatics* 的拒稿率约为 75%，因此审稿较为严苛，但审稿意见对于提高文章质量益处良多。以本文为例，当时 3 位审稿人提出了近 5 页的审稿意见，意见都很客观且专业。修改文章是一项大工程，但无论如何要认真对待，只要把审稿人提的建议都解决了，那么文章被接受的概率就会大大增加。二审后的修改时间是 4 周，修改后会有 1 ~ 3 周再评估时间，如果顺利，文章接收后很快就会上线。值得注意的是，

期刊将于 2024 年 1 月转为全面开放获取期刊，仅在线出版，因此文章上线会更快。

4.心得体会

因笔者常年为 *Briefings in Bioinformatics* 等期刊审稿，对于生物信息类期刊有以下投稿建议：①投稿。投稿前，作者需认真评估文章是否符合期刊发表范围与偏好。这些信息可通过查看期刊简介或已发表的文章获取。另外，投稿前要尽量按期刊要求的格式修改文章，生物信息类文章在正文的最后往往需要写上数据可用性声明，即要说明文中涉及数据的获取方式或访问途径，如本文声明的获取方式为免费在网上自由获取；如果文章是软件类，那可能要提供软件的代码获取地，如GitHub。②审稿。被委派的审稿人往往是文章涉及领域的"小同行"，因此很容易判断文章是否具有创新性，方法是否缜密合理，整个文章逻辑是否正确，因此这一步的关键还是在于文章质量本身。审稿人对于抄袭这种学术不端行为是零容忍的，尤其是使用了"小同行"或审稿人自己的研究成果而没有正确标注引用的，那么可能直接被拒稿。③出版周期。如果作者想尽早分享科研成果，建议先发表在预印本出版平台上，以避免审稿周期过长带来的影响。尽管现在很多期刊的稿件处理速度都较快，如 *Briefings in Bioinformatics* 给予审稿人的一审和二审的周期都只有 2 周，如果遇到找不到合适审稿人，审稿人之间评估争议大等问题时将会严重影响审稿周期，进而延长出版周期。

**编者语：** 本案例作者分享的是一篇数据类原创研究论文发表到数学与计算生物学领域权威期刊 *Briefings in Bioinformatics* 的经验与心得。*Brief in Bioinformatics* 要求案例文章所属的"问题解决方案"文章类型要基于比较现有软件与新软件或新流程来开发解决特定生物信息学问题的方法。如第一章所述，数据类文章在文章要素和撰写上有自身的特点，要按照期刊的要求认真准备，并且一定要在文章结尾可用性说明的部分附上数据访问途径（链接或提供所需的唯一标识符和访问方法），以供读者公开访问和免费获取。本案例作者强调了论文可以在正式投稿之前发表在预印本出版平台，当然这是多数传统期刊承认的行为，并且也有研究证明文章提前发表在预印本平台上有显著的引用优势，但还是不排除少数期刊并不同意作者提前把文章放到预印本平台。因此，作者在投稿前一定要弄清期刊的相关政策，如果提前放在预印本平台上发表，一定要在投稿时告知期刊。

## 八、*Molecular Ecology Resources* 论文发表心得

1. 期刊简介

*Molecular Ecology Resources* 创 办 于 2001 年， 属 于 Wiley 旗下。期刊聚焦于报道生物进化、生态、资源保护领域的重点研究和前沿进展。*Molecular Ecology Resources* 是双月刊，全年出版 6 期，最新影响因子（JCR 2023）为 5.5，在"Ecology"195 种期刊中排名第 18 位，在"Evolutionary Biology"54 种期刊中排第 6 位，在"Biochemistry & Molecular Biology"中也是位于 Q1 区。

2 文章简介

*Chromosome-level de novo genome assembly and whole-genome resequencing of the threatened species Acanthochlamys bracteata (Velloziaceae) provide insights into alpine plant divergence in a biodiversity hotspot* 于 2022 年 5 月发表于 *Molecular Ecology Resources*（见附件 4-8）。芒苞草（*Acanthochlamys bracteata*）属于典型的耐旱复苏植物，是国家二级濒危保护植物。本研究首次通过 Nanopore+Hi-C 技术构建了芒苞草的高质量参考基因组，随后基于比较基因组学和群体遗传学分析，揭示了第四纪气候变化对于芒苞草的遗传结构和种群历史动态发挥的重要作用，同时也初步揭示了芒苞草的逆境适应性机制，从而为芒苞草的种质资源保护与进化研究提供了新见

附件 4-8
作者简介及案例文章

解[9]。研究证明高质量基因组是未来探索适应性进化分子机制的宝贵资源，能为比较基因组分析提供新证据。

3. 发表历程

*Molecular Ecology Resources* 是生态学领域的权威刊物，期刊除了1名主编外，还有多个来自进化生物学亚专业的执行主编。主编会根据投稿文章方向分派给负责该亚专业的执行主编，例如本研究被分派给进化生物学专业的执行主编。*Molecular Ecology Resources* 采用的是ScholarOne 投稿系统，论文投稿时该期刊对伦理审查批件有严格的要求，并且要求说明本研究的数据是否全部或部分在其他已经发表的文章中使用。

*Molecular Ecology Resources* 的一审周期为1个月左右，一般会邀请2～3名审稿专家评审，同时主编也会针对性地提出意见和建议。本研究的审稿过程中，一审的审稿专家和编辑关注的点侧重于测序技术、方法细节和模型参数是否合理，包括数据质控和模型参数的选取等。因此要求研究人员对数据分析原理、方法和流程都要有比较深入的了解。例如，本研究在一审时，其中1名审稿人针对群体遗传结构分析中 structure 的 CV error 计算 $K$ 值选取最佳遗传组分的过程提出了疑问，因为在本研究中一共有14个居群，但是我们前期的分析只计算到了初步最低值 $K=8$（首次拐点）。针对审稿人的合理建议，我们重新计算了 $K=2$～14 的遗传分组情况，其结果显示在 $K=10$ 时出现了第二次拐点且比第一次更低，因此本研究最合理的最佳遗传组分分组为 $K=10$，相应地，我们对研究结果做了更新。二审周期为2个月左右，3位审稿人均对组装的基因组质量提出了质疑，因为在这期间已有国内同行先一步报道了芒苞草基因组的基本情况，其结果与本研究中新组装的结果存在一定差异。鉴于此，我们对所有数据进行从头梳理，最终发现是由于测序数据存在部分污染，导致了三代组装结果的基因组略微偏大。因此，我们基于重新去除污染后的数据进行组装、分析，再与已发表的基因组进行比较，如染色体线性分析和组装完整度评估等，结果显示重新组装

的基因组线性关系较好，组装结果可靠。最终，团队不仅圆满地回复了审稿人对于本研究中基因组组装差异的质疑，还通过验证进一步提升了研究结果的质量和准确性。

4. 心得体会

关于投稿和论文发表的心得，我们认为审稿和修改的过程是论文质量提升的关键环节，一定要认真对待，对于审稿人提出的疑问和建议都要详细回复。如果文章有机会走到退回修改这一步，那么被目标期刊接受的概率就会大大提高，但前提是有效且圆满地回答了审稿人提出的所有问题。如果作者认为审稿人意见不中肯或无法修改时，要给出充分的理由，切忌不回答或者是敷衍了事。以本研究为例，得益于两轮审稿过程专家发现了文章数据结果的关键问题并提出了宝贵意见，以及研究团队针对这些意见的仔细修改，对实验数据的重新整理和反复验证，使研究数据的可靠性和文章质量有了进一步提升。

编者语：本案例作者分享的是一篇原创性研究论文发表在进化生物学领域权威刊物 Molecular Ecology Resources 的经验与心得。2023年数据显示，Molecular Ecology Resources 的稿件接受率为32%，从投稿到第一个决定的时间是35天，从投稿到接受的时间是139天。本案例作者强调了审稿和修改环节重要性。同行评议不只是审稿人的事情，这个过程需要作者、编辑和审稿人都积极参与，共同提升稿件质量。如果审稿人评审不负责，编辑把关不仔细，作者修改不认真，那么文章的问题也许不能被及时发现并纠正。如果在文章发表后才出现争议，可能导致严重的后果。本案例中作者团队在面对审稿人提出的质疑，态度上是非常值得肯定的，他们没有对自己的数据和分析方法盲目自信，而是非常严谨地对所有疑问的数据全部重新梳理，找到问题根源，并且进行了相应修改，这种严谨的治学态度和行为，也是审稿人评审稿件考量的方面。所以即使有的实验作者在实验条件有限或其他客观原因无法开展的情况下，回复问题的态度是诚恳的、有理有据的，大多数情况下审稿人也不会为难作者。

## 九、*Journal of Experimental Medicine* 论文发表心得

### 1. 期刊简介

*Journal of Experimental Medicine*（*JEM*）由约翰霍普金斯医学院医生威廉·韦尔奇（William Welch）创刊于 1896 年，是洛克菲勒大学出版社（Rockefeller University Press）旗下医学生物学领域的高水平综合性期刊。该刊聚焦人类疾病及其发病机制有关的原创性研究，涉及免疫、炎症、传染病、癌症、代谢、遗传、神经科学、干细胞等主题。*JEM* 为月刊，全年出版 12 期。期刊最新影响因子（JCR 2023）为 12.6，在 JCR 学科 "Immunology" 181 种期刊中排第 9 位，在 "Medicine, Research & Experimental" 189 种期刊中排第 7 位。

### 2. 文章简介

*Disruption of mosGILT in Anopheles gambiae impairs ovarian development and Plasmodium infection* 于 2020 年 1 月正式发表于 *JEM*（见附件 4-9）。疟疾目前仍然是全球致命的传染病之一，每年导致约 40 万人死亡。按蚊（*Anopheles*）是传播疟疾的媒介，然而，人们对按蚊的生殖发育过程及其与疟原虫易感性之间的关系并不清楚。本研究中作者团队利用 CRISPR/Cas9 技术对编码按蚊蛋白 *mosGILT*（mosquito Gamma-interferon-Inducible Lysosomal Thiol reductase）基因进行了体内编辑，发现它是按蚊生殖系统正常发育所需的关键基因。研究发现 *mosGILT* 基因缺失具有破坏按蚊生殖发育以及增强按蚊抗疟天然免疫的双重作用，因此，*mosGILT* 是蚊媒控制和疟疾防治的潜在新靶点[10]。

附件 4-9
作者简介及案例文章

### 3. 发表历程

研究团队于 2019 年 4 月首次将稿件以原创研究论文的形式向 *JEM* 投稿。*JEM* 对初投稿的写作格式没有要求，但需要在投稿时说明所有作者与所提交的稿件是否存在任何利益冲突。*JEM* 在收到稿

件后会安排至少一名科学编辑（scientific editors）和一名来自编委会的学术编辑（academic editors）对稿件的基本情况和创新性进行评估，然后在一周之内做出是否送外审的决定。被送外审的稿件将由相关领域的若干名专家学者进行评审。*JEM* 会对修改后稿件的新颖性和优先级重新评估，稿件有可能被送回至一审的审稿人或者新的审稿人。

　　本文一审历时约 1 个半月，科学编辑综合 3 位审稿人的意见，决定同意稿件大修。3 位审稿人对本研究都表现出了较大的兴趣，并从研究内容完整性、实验技术有效性、数据分析、图形处理、文字表达等方面提出了非常细致的问题。例如，审稿人建议补充 *mosGILT* 在按蚊发育不同时期、不同组织中的表达情况以及它对疟原虫易感性的影响是否与卵巢发育直接相关等实验数据。另外，审稿人建议对图形类实验结果进行定量化统计与分析，以便读者能更直观、科学地理解图形的意义与重要性。不到 2 个月的时间里，我们对审稿人提出的绝大多数实验要求都给出了相应的实验结果，并且对审稿人的所有问题逐一进行了详细答复。

　　二审历时约 1 个月，3 位审稿人均明确表示大修后的稿件令人满意。但他们对稿件的部分措辞与数据展示方式提出了新的建议。*JEM* 执行主编让作者团队再进行一次小修，强调了稿件必须修改的地方并同时提供了一份需要自行检查的项目清单（author checklist），例如：文章摘要不得超过 160 个字，文章题目不得超过 100 个字符，图形最低分辨率建议不低于 600 dpi 等要求。此外，*JEM* 还建议提交一份图形摘要，以便读者能直观快捷地把握论文的核心内容。小修之后，文章被顺利接受了。文章在线发表之后，很快得到了美国耶鲁大学新闻媒体（Yale Daily News）以及英国医疗资讯网站（Medical Xpress）的关注和报道。

　　4. 心得体会

　　关于本文的投稿心得，整个投稿过程中让笔者印象深刻的有两个方面：①编辑和审稿人的专业和客观。他们的提问非常具有建设性。回答他们问题的过程，不仅没有让笔者产生抗拒心理和过分担忧，反而像是和多位高水平导师一起探讨琢磨本研究的思路是否清晰，逻辑是否完整，方法是否恰当，数据是否翔实可靠。这样的投稿经历对笔者来说无疑是一次难得的训练和提高。②细节决定成败。论文从投稿到发表，期刊对每一步都有较为严格的细节要求，包括审稿人的意见也是具体深入稿件的各种细节，而且越是顶级的期刊对细节的要求越严格，这也在一定程度上反映了期刊水平和质量。因此，建议读者在自己做科研、写文章、投稿时要把细节做到位，保证严谨、准确、细致，把科研人的精神延伸到工作的方方面面，那么离成功也就更近了。

> **编者语：** 本案例作者分享的是一篇原创性研究论文发表在实验医学领域权威刊物 *Journal of Experimental Medicine* 的经验与心得。*Journal of Experimental Medicine* 有百余年的历史了，期刊第一次决定的时间在投稿后 4 天，同行评议的平均周期是 36 天，收到退回修改决定的稿件中 94% 被接收。本案例作者强调了投稿过程中细节的重要性。研究本身的创新性和学术价值固然重要，但是文章从撰写到投稿再到发表都是环环相扣的，每一步都可以提升稿件质量，因此作者一定要认真细致地对待稿件出版流程中的每个环节，这个过程是科研生涯中的必修课，也是科研水平和论文写作水平提升的必要经验。有的作者不重视投稿指南的要求，认为细节不重要，然而，恰恰是细节决定了稿件能否成功发表。科学研究是严谨的，论文写作也是严谨的，正如本书前面章节提到的，文章中普通的错误需要通过发表勘误来纠正，严重的错误除了导致撤稿，还可能造成社会负面影响。因此，尽可能细致，把文章的错误减少到最低，不仅是科研素养的体现，也是科研人员的责任。

## 十、*Cellular & Molecular Immunology* 论文发表心得

1. 期刊简介

*Cellular & Molecular Immunology* 创刊于 2004 年，是中国免疫学

会、中国科学技术大学与 Springer Nature 出版集团合作出版的高水平国际期刊。期刊聚焦于免疫学基础研究和临床应用的最新进展，包括但不限于临床免疫学、比较免疫学、免疫生物学、免疫遗传学、免疫技术、免疫病理学、免疫药理学、感染免疫学、神经免疫学、移植免疫学、肿瘤免疫学和兽医免疫学。*Cellular & Molecular Immunology* 为月刊，全年出版 12 期。期刊最新影响因子（JCR 2023）为 21.8，在 JCR 学科 "Immunology" 181 种期刊中排第 5 位。

2. 文章简介

*Differences in IFNβ secretion upon Rab1 inactivation in cells exposed to distinct innate immune stimuli* 于 2021 年 3 月发表于 *Cellular & Molecular Immunology*（见附件 4-10）。Ⅰ 型干扰素（type Ⅰ interferon，IFN）是一种具有抗病毒感染保护作用的分泌型细胞因子。大多数研究都集中在调节 Ⅰ 型干扰素转录激活的信号通路上。然而，对于这类细胞因子的分泌机制知之甚少。本研究重点关注 Ⅰ 型干扰素蛋白 IFNβ 从胞内分泌到胞外所依赖的通路及调节蛋白[11]。研究结果表明，

附件 4–10
作者简介及案例文章

IFNβ 在 HEK293T 细胞中通过传统的内质网 – 高尔基体 (ER-Golgi) 途径分泌，分泌过程依赖于不同的 Rab1 亚型，而暴露于不同固有免疫刺激的细胞中，对 Rab1 失活表现出不同的分泌差异。

3. 发表历程

本研究曾尝试投稿老牌细胞生物学期刊 *Protein & Cell* 和 *Journal of Cell Biology*，稿件被拒后转投 *Cellular & Molecular Immunology*。稿件最初以原创研究论文的形式向 *Cellular & Molecular Immunology* 投稿，很快收到了编辑的回复：建议修改为通信文章类型，并调整内容缩减版面为 2 页，正文仅展示一个图呈现核心数据，其余数据以补充材料的形式附上。团队在认真研究该刊已发表的同类型文章后，大幅缩减稿件研究背景部分内容，直奔主题描述实验结果和结果说明的科学问题。从原稿的多个结果图中提炼并组合成一个大图展示核心结论，控制参考文献

在 15 篇左右。需要强调的是，仅用一个图总结全文的研究，对于归纳图题和图注来说难度加大了，因为需要一个高度凝练且能概括所有小图（panel）研究结果的图题，并对每个小图进行详细描述。调整格式后再次投稿，很快进入了审稿阶段。

*Cellular & Molecular Immunology* 的一审周期在 1 个月左右，一般会邀请 3 位审稿专家提供审稿意见。幸运的是，我们收到的意见为小修。在答复审稿人的问题之前，我们认真阅读了期刊的作者须知，并根据其官网上下载的有关审稿人答复的指导方针（CMI revision guidelines）准备好如下材料：一份新的投稿信；标题和缩写标题；摘要；重新修订并标注全部改动部位的手稿；图和表；全部问题的答复。最后，把所有材料准备好，就可以在线提交修回稿了。如果审稿人无异议，很快文章就被接收，接下来就是校稿，以及确认发表信息。我们在第一次以研究论文类型的投稿阶段和编辑进行了良好的沟通，编辑展现出高度专业的水准，给文章以合适的定位，从而使我们调整格式后的论文投稿非常顺利。

4. 心得体会

关于本文的投稿心得，我们有以下几个方面体会。①投稿与评审是与同行进行深入交流和提高自身水平的有益过程，对于刚学习论文写作和投稿经历不太丰富的科研人员来说，一定要对自己的研究结果和文章有清晰的认识和准确的定位，不要因为几次拒稿或者是编辑要求修改文章类型或转投其他期刊而消极应对。以本文为例，在稿件先后被细胞生物学领域的期刊 *Protein & Cell*（IF：13.6，排名 29/205）和 *Journal of Cell Biology*（IF：7.4，排名 38/205）拒稿后，研究团队并没有往该领域排名靠后的期刊继续投稿，因为我们对本研究成果的创新性和意义是有把握和信心的，我们调整思路，转投本研究涉及的免疫学领域内 Q1 区期刊，最后研究结果顺利发表。②根据评审意见来调整，对文章不断地打磨，是文章质量提升的过程，也是自我能力提高的路径。③相关领域的研究人员在投稿时可以优先考虑影响力高且对国人稿件友好的国内主办期刊投稿，把论文发表在祖国的大地上。以本文为例，文章所发表

的期刊 *Cellular & Molecular Immunology* 是国内第一本免疫学英文期刊，在短短的几年内影响因子有了快速的增长，其刊登的论文在免疫学领域达到了相当高的水平，并且国际影响力逐年提升。

> **编者语：** 本案例作者分享的是一篇原创性研究论文改为短文章发表在免疫学领域一流刊物 *Cellular & Molecular Immunology* 的经验与心得。*Cellular & Molecular Immunology* 官方网站 2023 年数据显示，该刊作者从投稿到收到第一个编辑决定的时间是 5 天，从投稿到接受的时间是 79 天。因为是国内主办的期刊，主编和编委会成员大多是国内免疫学领域知名专家，发表中国研究人员的文章占比较大。案例文章实际上是以简讯形式发表的短研究报告。如第一章所述，有的期刊会把这类文章归为 "letter"。衡量文章质量的维度包括选题的重要性、研究的科学性、创新性、结果的可重复性、内容的可读性等方面。简讯类文章往往是目标期刊肯定了其创新性、科学性和重要性。本案例作者强调了在投稿过程的信心和坚持。研究成果的发表之路不可能都是一帆风顺的，在被拒稿后不能轻易放弃，也不能盲目选刊，要对自己的研究成果在领域内的知识贡献有正确的认知，才会找到正确的投稿方向和合适的文章类型。

## 总结

本章从生动的实际案例出发，分别介绍了临床试验、病例报告、原创研究、综述、通信等不同类型文章投稿和发表的过程与心得，并且专家们结合自己的经验从研究选题、论文撰写、选刊投稿，以及审稿修改等方面提出了宝贵建议。在每个案例之后还有编者语部分，旨在从编辑的角度来分析案例值得学习的地方。

# 参考文献

[1] MA L, HU X, SONG L L, et al. The third Intensive Care Bundle with Blood Pressure Reduction in Acute Cerebral Haemorrhage Trial (INTERACT3): an international, stepped wedge cluster randomised controlled trial[J]. The Lancet, 2023, 402(10395): 27-40.

[2] JI Y, CHEN S Y, ZHOU J Y, et al. Sirolimus plus prednisolone vs sirolimus monotherapy for kaposiform hemangioendothelioma: a randomized clinical trial[J]. Blood, 2022 139(11): 1619-1630.

[3] LI Q R, XIAO Y L, SHAH A D, et al. Visual inspection of chromatograms assists interpretation of hba1c: a case report[J]. Diabetes Care, 2018; 41(8): 1829-1830.

[4] WU S M, WU B, LIU M, et al. Stroke in China: advances and challenges in epidemiology, prevention, and management[J]. The Lancet Neurology, 2019, 18(4): 394-405.

[5] SUN H Q, CHEN Y, HUANG Q, et al. Psychoradiologic utility of MR imaging for diagnosis of attention deficit hyperactivity disorder: a radiomics analysis[J]. Radiology, 2017, 287(2): 620-630.

[6] ATZEN S L, BLUEMKE D A. Top 10 tips for writing your scientific paper: the Radiology scientific style guide[J]. Radiology, 2022, 304(1): 1-2.

[7] CHEN H, JU P J, ZHU Q, et al. Carbon and nitrogen cycling on the Qinghai-Tibetan Plateau[J]. Nature Reviews Earth & Environment, 2022, 3(10): 701-716.

[8] ZHONG T W, WANG W Q, LIU H Y, et al. eccDNA Atlas: a comprehensive resource of eccDNA catalog[J]. Briefings in Bioinformatics, 24(2), 1-7.

[9] XU B, LIAO M, DENG H N, et al. Chromosome-level de novo genome assembly and whole-genome resequencing of the threatened species *Acanthochlamys bracteata* (Velloziaceae) provide insights into alpine plant divergence in a biodiversity hotspot[J]. Molecular Ecology Resources, 2022, 22(4): 1582-1595.

[10] YANG J, SCHLEICHER T R, DONG Y M, et al. Disruption of *mosGILT* in *Anopheles gambiae* impairs ovarian development and *Plasmodium* infection[J]. Journal of Experimental Medcine, 2020, 217 (1): e20190682.

[11] YANG J, ZHOU X, ZHANG R, et al. Differences in IFNβ secretion upon Rab1 inactivation in cells exposed to distinct innate immune stimuli[J]. Cellular & Molecular Immunology, 2021, 18(6): 1590-1592.

# 后　记

有一天在跟本书主编刘谦老师聊到我们作为学术期刊的编辑，在办刊工作中能为科研人员做出什么实际性的贡献。刘谦老师说，不如写一本针对生物医学论文写作与投稿指导的书，结合我们日常工作的经验，从编辑的角度来给科研人员尤其是论文写作初学者一些建议。很快，这个想法就践行了。主创团队一周左右就建立了，书稿提纲也在一个月之内确定下来，大家都认为这是一件非常有意义的事情。

由于时间仓促，未能包含论文写作与投稿指导所有的内容，编者团队把英文论文写作、投稿和文章发表中涉及的重点内容和常见问题都整理归纳，力求深入浅出地介绍文章出版流程的关键知识点。

正所谓"授人以鱼，不如授人以渔"，希望本书能帮助读者朋友学会方法，吸取经验，并将之运用到写作和投稿上，真正提高能力和水平。对于读者朋友们，有以下几点建议：

1. 在论文写作前要列出详细的提纲，确保文章写作中的逻辑进展和关键信息的呈现。

2. 要注重期刊投稿的细节，尽量把每个环节工夫都做到位，给编辑和审稿人留下良好的印象。

3. 精读范文，模仿母语作者的用语习惯与表达方式。在碎片化信息泛滥的年代，能让自己静下心来阅读，是难能可贵的，并且能在阅读过程中与学术"大牛"进行隔空的思维碰撞，是一种提升也是一种享受。

4. 注重维护学术信誉，避免学术不端行为。不建议科研人员为了发表文章而发表，有的科研人员甚至为了功利而把科研成果"切香肠式"

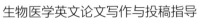

拆分发表，这是不可取的。科研不是以发表文章为目的，坚持做科研的初心，做感兴趣和有意义的科研，比发表文章更为重要。

最后，由衷地感谢读者购阅本书。读者的肯定是对我们最大的鼓励和支持！

陈　璐

**2023 年秋于成都**